Tatjana Kuschtewskaja

Aus der Apotheke meiner Babuschka

Traditionelles aus der Naturheilkunde Russlands und der Ukraine

Aus dem Russischen

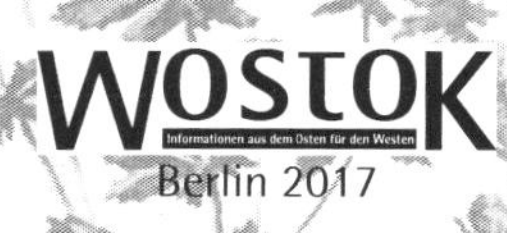

Berlin 2017

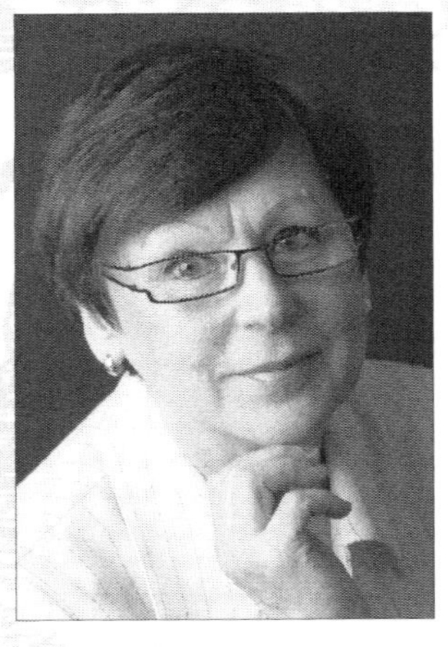

Tatjana Kuschtewskaja, geboren 1947 in der Turkmenischen SSR in der Wüstenoase Dargan-Ata; verbrachte ihre Jugend in der Ukraine; Studium der Musikpädagogik an der Musikhochschule von Artjomowsk (Diplom); arbeitete acht Jahre lang als Musikpädagogin in Jakutien; 1976 bis 1981 Studium an der Fakultät für Drehbuchautoren der Filmhochschule Moskau (Diplom), wo sie 1983 bis 1991 einen Meisterkurs für Drehbuchautoren leitete und als freie Journalistin tätig war; verfasste zahlreiche Drehbücher und Reportagen; unternahm Reisen durch alle Regionen der ehemaligen UdSSR; lebt seit 1991 in Deutschland.

Veröffentlichungen in deutscher Sprache: „Ich lebte tausend Leben", Velbert, 1997; „Russische Szenen", Berlin, 1999; „Mein geheimes Rußland", Düsseldorf, 2000; „Transsibirische Eisenbahn", Berlin, 2002; „Die Poesie der russischen Küche", Düsseldorf, 2003; „Meine sibirische Flickendecke", Düsseldorf, 2005; „Hier liegt Freund Puschkin. Spaziergänge auf russischen Friedhöfen", Düsseldorf, 2006; „Sibirienreise – Die Lena", Berlin, 2007; „Küssen auf Russisch", Düsseldorf, 2007; „Der Baikal", Berlin, 2009; „Tolstoi auf'm Klo", Berlin, 2010; „Liebe – Macht – Passion. Berühmte russische Frauen", Düsseldorf, 2010; „Die Wolga", Berlin, 2011; „Russinnen ohne Russland", Düsseldorf, 2012; „Florus und Laurus. Meine russischen Tiergeschichten", Berlin, 2013; „Der Jenissei", Berlin, 2014; „Zu Tisch bei Genies", Düsseldorf, 2014; „Die Küche Sibiriens", Berlin, 2016; „Am Anfang war die Frau", Düsseldorf, 2016; „Kamtschatka – unterwegs in Russlands Fernem Osten", Berlin 2017

Lektorat: Britta Wollenweber
Übersetzung: Tatjana Kuschtewskaja, Britta Wollenweber

Umschlag und Layout: Peter Franke, Wostok Verlag
Fotos: Privatarchiv der Autorin, Zeichnungen: Jana Kuschtewskaja
Satz: Wostok Verlag – Berlin
Druck und Einband: BOOKPRESS.EU, Olsztyn

Printed in Poland 2017

Wostok Verlag, Am Comeniusplatz 5, 10243 Berlin
Im Internet: www.wostok.de

ISBN: 978-3-932916-69-4

Inhalt

Meine Babuschka

Schon als kleines Kind kam ich mit Naturheilkunde in Berührung. Meine Babuschka (Großmutter) war eine heilkundige Frau und Kräutersammlerin. Von meiner Urgroßmutter hatte sie viel über die Geheimnisse der Natur erfahren. Sie wusste, wann die Säfte in die Kräuter und in die Bäume steigen und welche Kräuter wann und wie anzuwenden sind.

Ich habe wunderbare Erinnerungen an meine Kindheit. Einmal kam ein Igel zum Haus der Großmutter. Sie betrachtete ihn und seufzte. Am Rücken des Igels gab es eine eiternde Wunde, die bereits von Würmern befallen war. Unverzüglich begann die Großmutter mit der Behandlung. Zunächst zog sie vorsichtig die Würmer mit einer Pinzette heraus. Dann säuberte sie die Wunde und betupfte sie mit einer heilenden Flüssigkeit. Nach einiger Zeit hatte sich die Wunde geschlossen, sogar die Stacheln saßen alle wieder akkurat an ihrem Platz. Der Igel kam nun jeden Tag zum Haus der Großmutter, und ich beobachtete, dass er aus der einen Richtung kam und in die andere verschwand, als wollte er seine Spuren verwischen.

Ich staunte – das kleine Tier hatte nicht die geringste Scheu, meine Babuschka um Hilfe zu bitten, als es sich in einer ausweglosen Lage befand. „Wie konnte der Igel wissen, dass in diesem Haus meine Babuschka lebt, eine so kluge Kräuterfrau?", wunderte ich mich.

Es gibt so viele Kindheitserinnerungen. Als ich die Masern hatte, war ich zu schwach um aufzustehen. Ich lag bewegungslos und hörte meine Großmutter neben mir beten. Sie hatte alles versucht, um mich gesund zu pflegen! Hatte meinen Körper eingerieben, meine Beine im Dampfbad mit heilkräftigen Kräutern behandelt, und viele Kräutertees hatte sie mir auch zu trinken gegeben. Irgendwann rührte ich mich wieder ein wenig. Da bereitete die Großmutter mein Lieblingsessen zu – Quarktaschen, mit einer Extraportion geschmolzener Butter. Der Duft, der durch das Haus zog, war unglaublich fein! Ich hielt der appetitlichen Verführung nicht stand, setzte mich vorsichtig im Bett auf, ja, machte sogar einige unsichere Schritte. Da kamen meine Eltern herein! Als meine Mutter mich sah, stimmte sie mein Lieblingslied „Barynja" an, zu dem ich als Kind furchtbar gern tanzte: „Ach, ich stampfe mit dem einen Bein, und mit dem anderen hinterher! Auch wenn ich stampfe, will ich doch tanzen!" Langsam wiegte ich mich im Rhythmus ... Alle lächelten erleichtert. Sie ist wieder auf den Beinen! Welch ein Glück!

Und auch das ist eine Erinnerung. In meiner Jugend erkrankte ich an einer Blasenentzündung. Die Babuschka war weit weg, so blieb mir nicht anderes übrig, als zum Arzt zu gehen. Seine Bemühungen waren, ehrlich gesagt, nicht besonders erfolgreich. Aber dann kamen die Ferien, und gleich am ersten Tag machte ich mich auf den Weg zur Großmutter. Dank ihr und ihren Kräutern wurde ich wieder gesund – ganz ohne Antibiotika. Ich muss hinzufügen, meine Großmutter war auch eine gute Psychologin. Sie sagte, dass jede Krankheit nicht nur eine Ansammlung von Symptomen ist, sondern auch von unserem psychischen und allgemeinen Zustand beeinflusst wird. Symptome treten auf, wenn wir uns nicht richtig zu uns selbst und zu unserer Umgebung verhalten. Der Organismus sendet dann Signale: Du musst etwas ändern, du musst dich womöglich selbst verändern, deine Haltung überdenken, die Beziehungen zu deinen Mitmenschen korrigieren.

Während meiner Erkrankung und in der Genesungsphase gelang es meiner Babuschka, etwas in mir zu verändern. Zunächst einmal lernte ich „loszulassen". Die Großmutter verstand unter diesem Loslassen, die Fähigkeit zu vergeben und alles Schlechte zu vergessen, sich nicht immer weiter damit zu belasten. Die zweite Erkenntnis war: Ich muss mutiger leben, das heißt, ich durfte den Kopf nicht einziehen, sondern musste mich selbst herausfordern, durfte nicht denken, dass alle Anstrengungen von vornherein zum Scheitern verurteilt seien. „Du musst in dich hineinhören", sagte die Babuschka, „dann verstehst du, was du wirklich willst. Die größte und bitterste Lebensniederlage ist, wenn man seinem Traum nicht gefolgt ist." Nach diesen Sommerferien bei der Babuschka sagte ich mir: „Ich werde kämpfen, um zu erreichen, was ich will. Ich werde Mut haben. Dann werde ich auch nicht krank, das hat die Großmutter gesagt." Jahre vergingen. Ich wurde praktisch nie wieder krank. Ich fuhr nach Sibirien, wie ich es mir erträumt hatte, reiste viel und fand die wahre Liebe ...

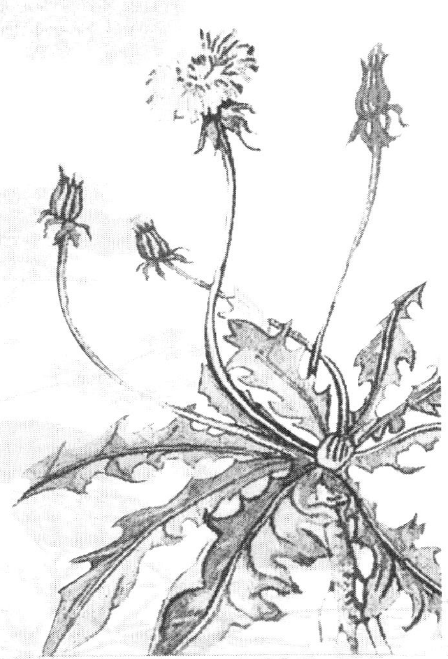

Ich verstand, warum die Babuschka gesagt hatte, es sei die Aufgabe des Heilkundigen, dafür zu sorgen, dass der Patient gesund wird. In alten Zeiten wurden die Heilkundigen in den ukrainischen und russischen Dörfern erst dann bezahlt, wenn der Patient gesund und kräftig war. Wurde er hingegen wieder krank, dann hatte der Heilkundige nicht sorgsam genug gearbeitet und das Geld nicht verdient. Auch heute ist es für die echten Heilkundigen weniger von Belang, eine konkrete Erkrankung zu behandeln. Vielmehr gilt es, die allgemeine Gesundheit wiederherzustellen. Meine Babuschka erklärte jedem, der ihre Hilfe suchte, dass ei-

ne Behandlung aussichtslos sei, wenn man nicht die Einstellung zu seiner Krankheit und zu sich selbst ändern würde. Körper, Seele und Verstand müssten gesund und in einem Zustand der Harmonie sein.
Die Großmutter konnte am Pulsschlag ablesen, wie es um die Energie des Menschen bestellt war. Wenn diese Bilanz gestört war, muss sie wiederhergestellt werden, optimalerweise mit natürlichen Mitteln, da sonst Störungen im Organismus auftreten können. „Der Organismus weiß, wie er wieder ins Gleichgewicht kommt", sagte Babuschka oft. Neben Anwendungen mit Kräutern und Pflanzen nutzte die Großmutter Massagen und eine Therapie mit verzwirbelten Zweigen von Beifuß, mit denen sie biologisch aktive Punkte am Körper des Patienten erwärmte. Aus selbst gesammelten und getrockneten Kräutern bereitete sie Tropfen zu, die die natürlichen Abwehrkräfte des Organismus stärkten. Sie kannte zwar nicht die Goethe-Worte, dass „die Natur das einzige Buch ist, das auf allen Blättern großen Inhalt bietet", doch sie hätte sie ohne Zweifel bestätigt.

При пониженном давлении

бессмертник – 3 части
зверобой – 2 части
аир болотный – 2 части
лист крапивы двудомной – 2 части
мордовник – 1 часть
2 столовые ложки смеси заварить
0,5 л кипятка, настоять 15 минут
и пить по 100 мл 3 раза в день до
еды.

Im Lauf der Zeit erwachte auch bei mir das Interesse an der Kräuterheilkunde und der volkstümlichen Medizin.

Dieses Buch enthält nicht nur die erprobten Rezepte meiner Großmutter, die ihre Befähigung zur Kräuterfrau von ihrer Mutter übernommen hatte, sondern auch von vielen Heilkundigen der russischen Volksmedizin. Ich sammelte volkskundliche Rezepte in Sibirien, in Zentralasien, im Ural und in der Ukraine. Dann finden sich Berichte einfacher Menschen, die geheilt wurden. Diese Berichte habe ich unverändert übernommen. Wenn Hunderte volkstümliche Heiler ein und dasselbe Mittel verwenden, um Kranke zu behandeln, dann kann das Mittel nicht schlecht sein. Ob man den Ratschlägen folgen möchte oder nicht, muss jeder für sich selbst entscheiden.
Im Buch gibt es auch Rezepte der russischen Naturheilkunde, die ich in alten Folianten in Moskauer und Sankt-Petersburger Bibliotheken gefunden habe. Unsere Vorfahren begründeten die volkstümliche Heilkunde, indem sie Pflanzen verwen-

deten, die von Tieren gesucht wurden, wenn sie krank waren. Während die Menschen beobachteten, welche Pflanzen kranke, schwache oder verwundete Tiere bevorzugten, lernten sie selbst, Heilmittel in der Natur zu finden. Tiere wissen scheinbar instinktiv, welche Kräuter ihnen wann und wie helfen. So graben Bären Farnwurzeln aus. Fasane füttern ihre kranken Küken mit den Blättern des Storaxbaumes. Ein Tier, das von einer giftigen Schlange gebissen wurde, kaut Pfeifenwinden ... Lebendes wird von Lebendem geheilt, so hieß es früher.

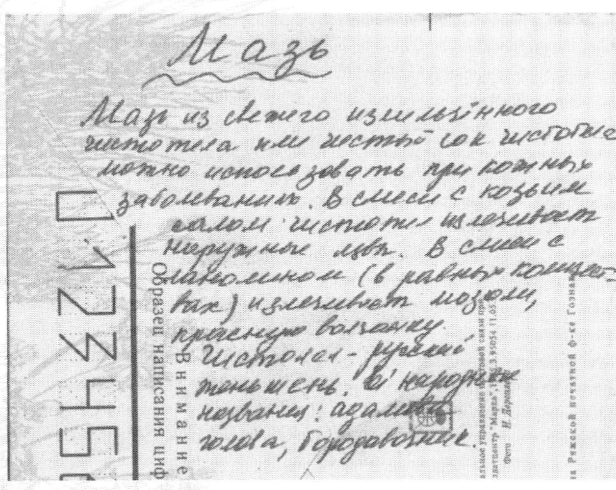
Мазь

Мазь из свежего измельчённого чистотела или чистый сок чистотела можно использовать при кожных заболеваниях. В смеси с козьим салом чистотел излечивает наружные язвы. В смеси с вазелином (в равных количествах) излечивает мозоли, [illegible] бородавку. Чистотел – русский женьшень. В народе его называют: адамова голова, бородавник.

Die russische Naturheilkunde reicht weit in die Vergangenheit zurück. Die Natur war die erste Apotheke. Die Natur gibt uns zahlreiche wertvolle Ratschläge, und es wäre ein Fehler, sie nicht zu beachten. Die Geheimnisse von Jugendlichkeit, Langlebigkeit und Gesundheit im Alter liegen in uns selbst.

In meiner Familie wurden alle sehr alt, beinahe hundert Jahre. Die einen oder anderen, die von der Großmutter die Liebe zur Heilkunde geerbt hatten, gingen in die Medizin: mein Vater war Arzt, meine Mutter Pharmazeutin. Doch neben der Schulmedizin begeisterten sich meine Eltern immer auch für die volkstümliche Heilkunde. Beispielhaft sei angeführt, wie heilkundige Frauen schwere Formen von Rheumatismus erfolgreich behandelten: Frische Regenwürmer ausgraben und in ein Einweckglas legen. Wodka dazu gießen, doch nicht zu viel Wodka verwenden, die Flüssigkeit darf die Würmer gerade nur bedecken. Das Glas mit Papier oder Folie fest verschließen und mit einer Schnur zubinden. Es muss nun einige Tage auf dem Fensterbrett in der Sonne stehen. Mit dem Sud die Stellen mit rheumatischen Schmerzen einreiben. Mindestens einmal am Tag anwenden, am besten abends vor dem Schlafengehen.

In unserem ukrainischen Dorf gab es auch eine Knochenheilerin. Bei den Frauen im Dorf waren damals zwei Leiden weit verbreitet. Bei dem einen Leiden konnten sie die Arme nicht weiter als in Brusthöhe anheben, das zweite war der so genannte Hexenschuss, die Urmutter unseres heutigen Bandscheibenvorfalls. Die Behandlung war operativ und effektvoll. Der „Arzt" war eine der wenigen Frauen, die Knochen und Wirbel richten konnten, das „Behandlungszimmer" die besonders heiß aufge-

heizte Sauna. Nachdem die Knochenheilerin Anzahl und Lage der Wirbel ertastet hatte, rückte sie sie an den richtigen Platz. Am Morgen fühlten sie die Frauen wie neugeboren und hatten keine Schmerzen mehr.
Es gab eine Zeit, in der die Naturheilkunde in der Sowjetunion verteufelt und die Kräuterkundigen verfolgt wurden. Knochenheiler, heilkundige Männer und Kräuterfrauen übten ihre Heilkunst im Geheimen aus, wie meine Großmutter, die in einem kleinen, in den Weiten der ukrainischen Steppe verlorenen Dorf lebte. Bereits die Skythen, die diese Region im Altertum besiedelten, nutzten nach Herodot und Tacitus Kräuter zur Heilung von Krankheiten und kannten eigene Methoden zur Stärkung des Immunsystems und der Gesundheit von den ersten Lebenstagen an: Sie badeten die Neugeborenen im kalten Flusswasser. So gewöhnten sie sie bereits in den ersten Lebenstagen an die raue Umgebung und das harte Klima mit heißen Sommern und bitterkalten Wintern. Baden in kaltem Wasser und das Wälzen im Schnee nach jedem Saunagang – von Kindheit an und bis ins hohe Alter – haben sich bis heute erhalten. Verwiesen sei nur auf das Eisbaden im tiefsten Winter bei härtestem Frost. Und auch das Interesse an den heilkräftigen Eigenschaften von Pflanzen ist in der Ukraine und Russland ungebrochen.

Meine Einführung möchte ich mit der Fortsetzung der kleinen Igel-Geschichte vom Anfang des Kapitels beenden:

> *Die Großmutter hatte eine Katze. Im Frühling warf sie zwei Junge. Die Kleinen wohnten zunächst im Haus. Als es wärmer wurde, trug ich sie hinaus ins Freie und bereitete ihnen ein Lager im Hof.*
> *Einmal hörte ich, wie die Kätzchen aufgeregt miauten. Ich schaute aus dem Fenster und sah unseren Igel, der genüsslich aus der Katzenschüssel fraß. Die Katzenjungen waren aufgeregt, ihre Schwanzspitzen zeigten nach oben, ihr Miauen klang ungehalten und kläglich zugleich. Ich wollte mich nicht einmischen, die werden schon klar kommen, dachte ich.*
> *Und wirklich, sie kamen klar. Ich konnte mich immer wieder freuen: Die Katzenkinder und der Igel fraßen zusammen. Als ich die Gastfreundlichkeit meiner miauenden Zöglinge sah, stellte ich ein weiteres Schüsselchen auf.*
> *Der Sommer verging. Und Sie werden es kaum glauben: Im Herbst brachte der Igel sieben Igelkinder zu seiner Futterschüssel! Und die Katzen nahmen sie alle auf! Mir blieb nichts anderes übrig, als neue Schüsseln aufzustellen für eine so große Familie.*

Und nun schreibe ich diese Zeilen und mir scheint, ich höre dabei die leise, liebevolle Stimme meiner Babuschka. Ich sehe ihren Garten mit einer Fülle von heilkräftigen Pflanzen, mit einem riesigen Schneeballstrauch, mit dem Brunnen voller Quellwasser. Ich spüre den Abend durch die geöffneten Fenster. Der Flieder blüht.

Die Großmutter erzählt mir ein Märchen. „In einem fernen Land, zu einer fernen Zeit ..." beginnt es und endet: „Sie lebten sehr lange und starben am selben Tag." Und es gibt eine Fortsetzung: „Ihre hellen Seelen sitzen auf einem goldenen Flügel mit silbernen Federn, schauen einander an und können sich nicht satt sehen. Was kann ihnen der Tod anhaben, wenn die Liebe ewig ist!"

Ich wünsche Ihnen ein langes Leben! Seien Sie gesund und glücklich!

Babuschkas Hausmittel

Schon immer sammelten Menschen im alten Russland Kräuter und Pflanzen, um daraus heilkräftige Tees zu kochen. Die Blätter von Walderdbeeren und Schwarzen Johannisbeeren, dann Dost, Johanniskraut, Lindenblüten, Kamille ... Je nachdem, wie die Kräuter gemischt wurden, entfaltete sich die Wirkung des Tees. Er konnte kühlen oder wärmen, Schmerzen lindern, den Geist oder die Verdauung anregen, den Körper mit Vitaminen versorgen oder einfach nur gut schmecken, wie der Tee aus dem im Juli rosa blühenden Nachtkerzengewächs, das auch Schmalblättriges Weidenröschen genannt wird. Der russische Name lautet Iwan-Tee, und schon der Name zeigt, wie verbreitet und beliebt die Pflanze in Russland war und ist!

Babuschka brühte die Blätter des Iwan-Tees mit kochendem Wasser auf, zerrieb sie im Mörser, strich den Kräuterbrei auf ein Backblech und ließ ihn im russischen Ofen trocknen.

Vom russischen Ofen kann man vieles erzählen. Er ist groß und weist ein kompliziertes Gängesystem auf, durch das der Rauch zieht. Er wird mit Holz angeheizt und dann mit Kohle geheizt. Wenn die Kohle den Ofen richtig durchgeheizt hat, wird sie zur Seite geschoben, und die Töpfe oder Backformen werden in den Ofen gestellt, so dass das Essen bei leicht sinkenden Temperaturen gegart oder gedünstet wird. Alles bekommt einen wunderbaren Geschmack, den man beim Kochen auf einem Gas- oder Elektroherd nie erreichen kann.

Aber zurück zum Iwan-Tee. Nach dem Trocknen wurde die Masse wieder zerkleinert. Meine ganze Kindheit über trank ich diesen Tee aus dem Schmalblättrigen Weidenröschen, wie ihn meine Babuschka zubereitete. Er löschte den Durst, hatte ein angenehmes Aroma und einen überaus feinen Geschmack.

Heute kehren die Phytotherapie, also die Verwendung von Kräutern als Heilmittel, und die Begeisterung für Kräuter-, Früchte- und Blütentees in das Bewusstsein der Gesellschaft zurück, weil die Menschen mehr auf ihre Gesundheit achten, und weil es gut schmeckt.

Das natürliche pharmakologische Potenzial der Pflanzen hilft nicht nur, Krankheiten vorzubeugen. Selbst chronische Krankheiten können mit Pflanzen geheilt werden, so dass man ohne die übliche Chemie in Tablettenform auskommt. Die Wirkstoffe in Kräutern und Pflanzen sind sanfter, haben weniger unangenehme Nebenwirkungen, sie werden vom Körper besser aufgenommen und nutzen dem gesamten Organismus, weil sie nicht nur die Haupterkrankung heilen, sondern den ganzen Körper stärken.

Gewiss ist es einfacher, eine fertige Mixtur in der Apotheke zu bestellen, als selbst Tees, Aufgüsse oder Kräuterauszüge zuzubereiten. Seltsamerweise ist es oft so, dass das, was mit den eigenen Händen vor- und zubereitet wurde, besser hilft.
Wenn die kalten Tage anbrachen und die Erkältungssaison begann, hatte meine Babuschka viel zu tun. Was tat sie, um das Immunsystem der Menschen zu stärken und Erkältungen vorzubeugen? Sie verwendete Blüten, Beeren, Schweineschmalz. In ihrem Haus gab es immer Vorräte an getrockneten Kräutern und Beeren.
Doch auch für Krankheiten wie Arteriosklerose, Bluthochdruck oder Durchblutungsstörungen kannte sie Pflanzen, die die Krankheitssymptome mildern und den weiteren Krankheitsverlauf stoppen. Meine Großmutter war vom universalen Nutzen von Pflanzen wie Klette, Löwenzahn, Wildrose, Birke, Sonnenblume, Buchweizen und Kürbis fest überzeugt. Sie nutzte sie einzeln oder in Kombination miteinander. Eine ihrer besten Rezepturen nutzte Babuschka über Jahrzehnte bei Menschen mit **Herz-Kreislauferkrankungen, Arteriosklerose, Durchblutungsstörungen, Bluthochdruck und Herzrhythmusstörungen**. Sie bereitete sie folgendermaßen zu:

Sie mischte zu je drei Teilen Beeren vom Weißdorn und Schwarzer Apfelbeere, Lindenblüten, Dillsamen und die Früchte der weißbeerigen Mistel mit den getrockneten Blättern von zu je fünf Teilen Thymian, Johanniskraut, Salbei, Weidenröschen und Buchweizenblüten. Zwei Teelöffel der Mischung kochte sie mit einem Glas (200 Milliliter) Wasser auf kleiner Flamme 10 Minuten lang. Dann ließ sie den Sud auf Zimmertemperatur abkühlen und goss ihn durch ein feines Sieb. Der Sud hält sich im Kühlschrank höchstens zwei Tage. Babuschka wandte ihn leicht aufgewärmt an, 70 Milliliter wurden 3-mal täglich jeweils 30 Minuten vor den Mahlzeiten eingenommen.

Eine Babuschka, wie die meinige, gab es in jedem Dorf – heilkundige Frauen mit guter Beobachtungsgabe, Erfahrung, Überzeugungskraft und einem Wissen, das von Generation zu Generation weitergegeben wurde. Auf meinen Reisen habe ich viele Krankengeschichten gehört, stets habe ich mir notiert, was geholfen hat. Aus meinen Notizen habe ich einen Teil der Rezepte und Hausmittel zusammengestellt. Es sind alles Rezepte der volkstümlichen Naturheilkunde in der Ukraine und Russland, die das Wissen und die jahrhundertelange Erfahrung unserer Vorfahren enthalten.
Ich habe dieses Kapitel mit dem Iwan-Tee meiner Babuschka begonnen. Hier noch einige der Lieblingskräuter meiner Babuschka. Die Pflanzen sind leicht zu finden, sie wachsen manchmal direkt vor der Haustür. Die Kräutermedizin ist preisgünstig.

Lindenblüten (Tilia cordata)

Lindenblüten sind reich an Vitamin C, enthalten ätherische Öle, Gerbstoffe und Flavonoide (Pflanzenstoffe, die die Elastizität der Blutgefäße verbessern und eine antioxidative Wirkung haben). Die Blütenstände sollten zusammen mit dem pergamentartigen Hochblatt ein bis vier Tage nach dem Öffnen der Blüten gesammelt werden, dunkel und in gut schließbaren Gläsern aufbewahren, da sie sehr licht- und luftempfindlich sind. Der Sud aus Lindenblüten ist ein ausgezeichnetes fiebersenkendes, schleimlösendes, harn- und schweißtreibendes Mittel. Zudem wirkt er entzündungshemmend und antibakteriell.

Lindenblüten-Sud

2 Esslöffel Lindenblüten mit 2 Glas kochendem Wasser aufgießen und auf kleiner Flamme 10 Minuten sieden lassen. 2- bis 3-mal täglich ein Glas mit 1 bis 2 Teelöffeln Honig warm trinken.

Himbeere (Rubus idaeus)

Die Himbeere ist ein weiteres natürliches fiebersenkendes, entzündungshemmendes, blutreinigendes und schweißtreibendes Mittel. Man kann die Beeren, die Blätter, die Zweige und die Blüten verwenden. Die Himbeere ist reich an natürlichen Antibiotika, antibakteriellen und antifungalen (gegen Pilze wirkenden) Hemmstoffen, den Vitaminen A, E und der B-Gruppe, sie enthält Spurenelemente, Pektin und Gerbsäure, Salicyl-, Apfel-, Wein- und Ameisensäure. Eingesetzt wird sie etwa bei geschwächtem Immunsystem, Rheuma, Halsentzündungen, Mundgeschwüren und Verdauungsproblemen.

Himbeer-Aufguss

2 Esslöffel getrocknete Beeren oder zerkleinerte getrocknete Blätter mit 2 Glas kochendem Wasser aufgießen, 1 Stunde ziehen lassen. Warm und mit Honig gesüßt, 3- bis 4-mal täglich ein ½ Glas trinken.

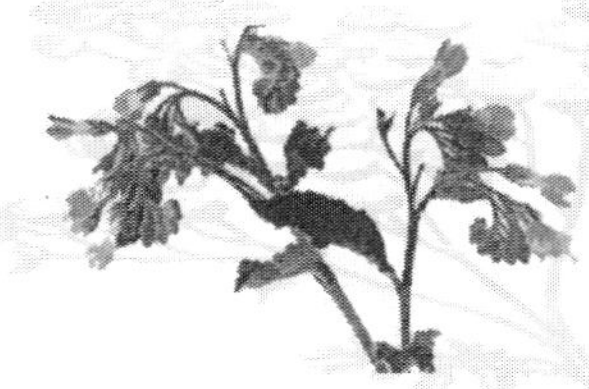

Wildes Stiefmütterchen (Viola tricolor)

Die Blüten und Blätter des Wilden Stiefmütterchens, das im Volksmund auch Ackerveilchen oder Schöngesicht genannt wird, wirken entzündungshemmend, schleimlösend, antiseptisch, krampflösend und galletreibend. Traditionell angewendet wird das Stiefmütterchen bei rheumatischen Beschwerden, Katarrhen der Atemwege und fieberhaften Erkältungskrankheiten.

Aufguss vom Wilden Stiefmütterchen

1 Esslöffel zerkleinerter Blüten und Blätter mit 1 Glas kochendem Wasser aufgießen, 1 Stunde ziehen lassen und je 1 Esslöffel 3- bis 4-mal täglich über 5 bis 7 Tagen zu sich nehmen.

Schwarzer Holunder (Sambucus nigra)

Die Früchte des Schwarzen Holunders wirken schweißtreibend, entzündungshemmend, antibakteriell und harntreibend. Ein Aufguss aus Schwarzem Holunder stärkt die körpereigenen Abwehrkräfte. Er wird angewendet bei akuten Erkältungen, die mit Fieber und trockenem Husten einhergehen. Er löst zähen Schleim aus den Atemwegen. Schwarzer Holunder regt die Nierentätigkeit an. Anwendung findet er auch bei Muskel- und Gelenkbeschwerden. Geerntet werden die Beeren im September und Oktober.

Schwangere und Kinder unter 12 Jahren sollten die Pflanze nicht anwenden!

Gute Wirkung bei der Behandlung von Erkältungskrankheiten haben außerdem die Holunderblüten (Sambucus), die in großen Dolden wachsen und ab Ende Mai und im Juni blühen.

Aufguss vom Schwarzen Holunder

1 Esslöffel Schwarze Holunderbeeren mit 1 Glas kochendem Wasser aufbrühen, 1 Stunde ziehen lassen, dann 1 Esslöffel Honig hinzugeben. 50 Milliliter 3- bis 4-mal täglich trinken.

Aufguss mit Holunderblüten

1 Esslöffel getrocknete Blüten mit 1 Glas kochendem Wasser aufbrühen, 20 Minuten ziehen lassen, abseihen und je 50 Milliliter 3- bis 4-mal täglich jeweils 15 bis 20 Minuten vor den Mahlzeiten trinken, mit ein wenig Honig süßen.

Schneeballstrauch (Viburnum)

Die Beeren des Schneeballstrauchs wirken nicht nur schweißtreibend, entzündungshemmend und antibakteriell, sondern stärken auch das Immunsystem.

Aufguss von Schneeballstrauchbeeren

1 Glas Schneeballstrauchbeeren mit 1 Liter kochendem Wasser aufgießen und 10 Minuten bei niedriger Hitze köcheln lassen. 100 Milliliter des Suds 3- bis 4-mal täglich trinken, mit Honig süßen.

Kräutermischung

Auf ihre spezielle Kräutermischung war Babuschka besonders stolz. Ihre Mischung enthält Kräuter, die fiebersenkend, entzündungshemmend, antibakteriell und allgemein stärkend wirken. Sie wachsen überall, sind leicht zu finden, aber man kann sie auch einzeln in der Drogerie oder Apotheke kaufen.

Hier die anteilige Zusammensetzung der Mischung:

1 Esslöffel Alantwurzel (Inula), 3 Esslöffel Huflattichblätter (Tussilago farfara), 4 Esslöffel Wiesenklee (Trifolium), je 5 Esslöffel Echte Kamille (Matricaria recutita), Calendulablüten (Calendula officinalis), Sumpf-Rohrkraut (Gnaphalium), Dost (Origanum), Blätter der Schwarzen Johannisbeere (Ribes nigrum) und das Kraut vom Feldhafer (Avena sativa). Die Bestandteile trocknen, zerkleinern und gut vermischen. Die Mischung in einem Glasgefäß aufbewahren.

Aufguss mit Kräutermischung

2 Esslöffel der Mischung in einer Thermoskanne mit 2 Glas kochendem Wasser aufgießen, 30 bis 40 Minuten ziehen lassen. 3- bis 4-mal täglich je 50 Milliliter trinken.

Schwangere, Kinder unter drei Jahren und Menschen mit Unverträglichkeit gegen eine der Komponenten sollten die Mischung nicht trinken.

Babuschka füllte ihre **Kopfkissen** mit heilkräftigen und duftenden Kräutern, die **für einen gesunden Schlaf** sorgen. Die Kräuter trocknete sie zuvor in einem gut durchlüfteten Raum. Täglich wendete sie sie einige Male und achtete sorgfältig darauf, dass keine feuchten Kräuter ins Kopfkissen gerieten, die schimmeln oder unangenehm riechen könnten. Einen mittelgroßen Kopfkissenbezug füllte sie mit Watte und einer ihrer verschiedenen Kräuterkompositionen. Die Duftkissen hatten verschiedene Aromen, hier eine Auswahl der Kompositionen, die sich am besten bewährt haben:

Pfefferminze (Mentha piperita), Hopfen (Humulus lupulus), Lorbeer (Laurus nobilis) und Farn (Dryopteris filix-mas) im Verhältnis von 1:2:2:3.

Farn (Dryopteris filix-mas), Geranie (Geranium pratense) und Hopfen (Humulus lupulus) im Verhältnis 1:1:2.

Dost (Origanum vulgare), Thymianblätter (Thymus serpyllum), Kiefernnadeln (Pinus sylvestris) und Haselnussblätter (Corylus avellana) im Verhältnis 1:1:2:2.

Quendel (Thymus serpyllum), Pfefferminze (Mentha piperita), Lavendel (Lavandula angustifolia) und Salbei (Salvia officinalis) im Verhältnis 2:1:1:1.

Steinklee (Melilotus officinalis), Wucherblume, eigentlich Rainfarn, (Tanacetum vulgare) und Lavendel (Lavandula angustifolia) im Verhältnis 2:2:1.

Schafgarbe (Achillea millefolium), Rosmarin (Rosmarinus officinalis) und Kamille (Matricaria recutita) im Verhältnis 1:1:3.

Mädesüß (Filipendula ulmaria), Pfefferminze (Mentha piperita), Melisse, Wermut (Artemisia absinthium) und Kamille (Matricaria recutita) im Verhältnis 1:1:1:2:½.

Birkenblätter (Betula pendula), Brennnessel (Urtica dioica), Calendulablüten (Calendula officinalis), Hopfen (Humulus lupulus) und Dost (Origanum vulgare) jeweils zu gleichen Teilen.

Man kann ein größeres Kopfkissen mit den getrockneten Kräutern füllen und darauf schlafen, oder man füllt ein kleines Kissen und legt es unter das Kissen, auf dem man schläft.

Bei **Schlaflosigkeit** empfahl Babuschka noch folgenden Aufguss:

Je 3 Teile Kraut von Herzgespann (Leonurus quinquelobatus) und Weißdornblüten (Crataegus sanguinea), je 2 Teile Lavendelblüten (Lavandula), Rosmarinblätter (Rosmarinus officinalis) und das Kraut vom Baikal-Helmkraut (Scutellaria baicalensis). Man nimmt 3 Esslöffel der gut getrockneten und zerkleinerten Mischung, brüht sie mit 1,5 Litern Wasser auf und lässt sie 1 Minute kochen. Dann 1 Stunde ziehen lassen, durch zwei Schichten Mull abseihen. Je 50 Milliliter 3-mal täglich 30 Minuten vor den Mahlzeiten trinken.

Bei nervöser Erregbarkeit und Schlaflosigkeit wirken **Bäder mit einem Auszug aus Ledum (Ledum palustre) und Herzgespann (Leonurus quinquelobatus)**. Ledum, der in Russland Bagulnik heißt, wächst in der Taiga rund um den Baikalsee, blüht im Frühsommer und begeistert die Menschen mit seinen leuchtend rubinroten Blüten.

Verwenden sie Ledum und Herzgespann zu gleichen Teilen, zerkleinern und mischen sie sie. 200 Gramm der Mischung mit 2 Liter kochendem Wasser aufbrühen und 2 Stunden ziehen lassen. Abseihen und dem Badewasser zufügen, das eine Temperatur von 36 bis 38 Grad Celsius haben sollte.

Auch Honig fördert den Schlaf. Wer schlecht einschläft, kann vor dem Schlafengehen ein Glas Honigwasser trinken, dafür einfach einen Löffel Honig in heißem Wasser auflösen und in kleinen Schlucken trinken.

Vorbeugen von Krankheiten mit stärkenden Kräutertees

Einer Krankheit vorzubeugen, ist immer einfacher als das Heilen einer Krankheit. Pflanzliche Mittel zur Vorbeugung zeichnen sich durch ihre sanfte Wirksamkeit aus. Ohne chemische Zusätze verursachen sie keine unangenehmen Nebenwirkungen. Man kann sie über längere Zeiträume verwenden, zudem kann man ihre Zusammensetzung verändern und dem eigenen Geschmack anpassen. Sie schützen den Organismus nicht nur vor Störungen, sondern liefern auch viele wichtige biologisch aktive Stoffe und Spurenelemente.

Ein wunderbares Mittel gegen Frühjahrsmüdigkeit und zur Rekonvaleszenz nach schweren Krankheiten ist eine Mischung aus den Blättern der Schwarzen Johannisbeere (Ribes nigrum), der Heidelbeere (Vaccinium myrtillus) und von Birken (Betula pendula) zu gleichen Teilen. 2 Teelöffel der Mischung mit 1 Glas (200 Milliliter) kochendem Wasser aufbrühen, den Tee morgens und abends trinken.

Das Immunsystem wird spürbar gestärkt, wenn man einen **Tee aus Vogelbeeren (Sorbus aucuparia) und Hagebutten (Rosa cinnamomea)** trinkt. Die Beeren zu gleichen Teilen mischen, gut zerstoßen und mit 2 Glas kochendem Wasser aufbrühen. 2 Stunden ziehen lassen, abseihen und 100 Milliliter frisch gepressten Zitronensaft hinzugeben. Geben Sie 1 Teelöffel dieser Mixtur in den Tee oder Kaffee.

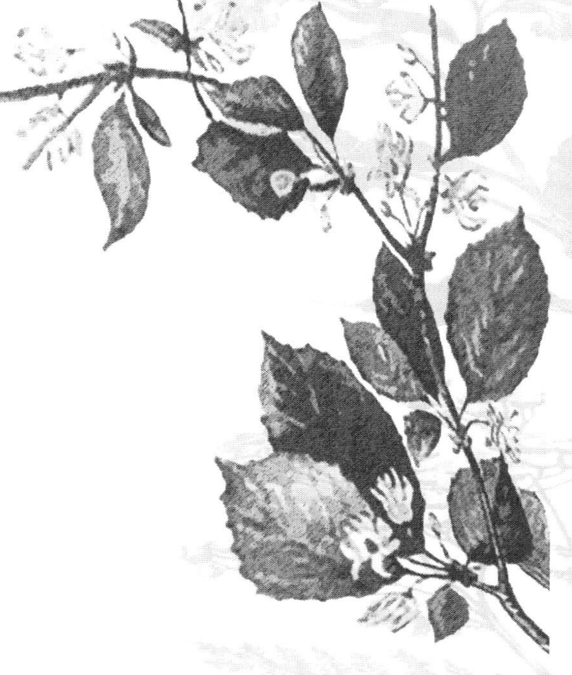

Zur Vorbeugung von Erkältungs- und Viruserkrankungen hilft nichts besser als ein **Getränk aus Vogelbeeren (Sorbus aucuparia) und Schwarzen Johannisbeeren (Ribes nigrum)**. Man mischt sie zu gleichen Teilen. 2 Esslöffel der Mischung mit 1 Glas kochendem Wasser aufbrühen, 1 Stunde an einem dunklen Ort ziehen lassen, täglich einige Male je 100 Milliliter trinken.

Ein sehr gutes **Hausmittel mit entzündungshemmender und blutreinigender Wirkung** ist folgendes Tonikum:

Sie mischen je 3 Esslöffel getrocknete Hagebutten (Rosa cinnamomea) und Brennnesselblätter (Urtica dioica) sowie 1 Esslöffel Rosinen. 1 Esslöffel der Mischung mit 2 Glas kochendem Wasser aufbrühen, auf kleiner Flamme 5 Minuten köcheln, 2 Stunden an einem dunklen Ort ziehen lassen, abseihen und 3- bis 4-mal täglich 100 Milliliter trinken.

Erkrankungen der Leber kann man mit einem **Tee aus Brombeerblättern (Rubus fruticosus)** vorbeugen. 2 Esslöffel Brombeerblätter mit 2 Glas kochendem Wasser aufbrühen, 1 Stunde ziehen lassen und im Laufe des Tages trinken.

Stärkend für Gehör und Sehvermögen ist ein **Pulver aus der zerkleinerten Wurzelknolle des Sumpfkalmus (Acorus calamus)**. 2 Esslöffel des Pulvers in 1 Glas kochendes Wasser geben, 1 Stunde ziehen lassen und 3-mal täglich 30 Minuten vor den Mahlzeiten 50 Milliliter trinken. Langfristig anwenden.
Zur Vorbeugung von Gefäßverkalkung empfiehlt sich die häufige Verwendung von Walnüssen, Feigen, Rosinen und Quittengelee.
Ganz hervorragend wirkt ein **Sud aus Ebereschenrinde** (Sorbus aucuparia) zur Stärkung des Nervensystems. 200 Gramm Rinde mit 1 Liter kochendem Wasser aufbrühen, bei kleiner Flamme 1 Stunde sieden lassen und 1- bis 2-mal täglich über einen Zeitraum von 2 bis 3 Wochen 1 Esslöffel einnehmen.
Man sollte auch nicht auf **Kräuterbäder** verzichten. Wohltuend und belebend sind Bäder, denen Kräuter wie Rosmarin (Rosmarinus officinalis), Wegwarte (Plantago major), Brennnessel (Urtica dioica), Kamille (Matricaria recutita), Herzgespann (Leonurus quinquelobatus) oder Pfefferminze (Mentha piperita) zugesetzt sind. Dabei werden 5 bis 6 Esslöffel der zerkleinerten Kräuter mit 1 Liter kochendem Wasser aufgebrüht und 1 Stunde lang gekocht, anschließend ins warme Badewasser gießen. Die Badetemperatur sollte bei 37 bis 38 Grad Celsius liegen, die Dauer des Bades zwischen15 und 20 Minuten betragen.

Stärkung des Herzens, allgemeine Kräftigung, Krankheiten der Gallenblase

An unser Herz denken wir erst, wenn es sich mit Stichen oder heftigen Schlägen bemerkbar macht. Doch man sollte das ganze Leben für sein Herz Sorge tragen, und besonders im fortgeschrittenen Alter. Es liegt an uns, das Herz sowohl vor großer Beunruhigung als auch vor Krankheiten zu schützen. Hier einige einfache Geheimnisse, die mir mein Großvater verriet, der 100 Jahre alt geworden ist.

1 Glas Roter Traubensaft am Tag schützt die Herzkranzgefäße vor Gerinnseln.

2 Gläser Milch täglich, am besten Ziegenmilch, verringern das Risiko von Schlaganfällen.

3-mal täglich benötigen das Herz und die Arterien Lebensmittel, die reich an Vitamin E sind, wie Gemüse, Quark, Käse, Bohnen und Pflanzenöl.

4 Stücke Fisch in der Woche senken das Herzinfarktrisiko.

5 Walnüsse am Tag verlängern das Leben um einige Jahre, weil sie Stoffe enthalten, die das Herz vor schädlichen Cholesterinen schützen.

6 Teelöffel Himbeerwarenje (bei einer Warenje wird im Unterschied zur deutschen Marmelade und Konfitüre das Obst meist unzerkleinert und nur mit Zucker eingekocht und kein Geliermittel zugefügt) am Tag stärken die Herzkranzgefäße. Der hohe Gehalt an Vitamin C und P wirkt stärkend auf

Essenz aus Alantwurzeln

Wir nehmen 30 Gramm fein geschnittene trockene Alantwurzeln und gießen einen ½ Liter Rotwein, am besten Kagor, den Messwein der Russischen Orthodoxen Kirche, an. Den Ansatz 2 Wochen ziehen lassen, dann 3-mal täglich je 1 Esslöffel zu sich nehmen, mit ein wenig Honig süßen.

die Gefäßwände, die Salicylsäure normalisiert die Blutgerinnung und macht Himbeeren zu einem ungefährlichen Ersatz für Aspirin. Bei Gicht sind Himbeeren jedoch nicht zuträglich.

7 Bananen in der Woche stabilisieren den Herzrhythmus. Sie versorgen das Herz mit der nötigen Energie und stellen das Kaliumgleichgewicht in den Zellen des Herzmuskels her.

Und zum Schluss ein Rezept für eine Essenz aus Alantwurzeln (Inula helenium), von der es heißt, sie habe 9 Wirkkräfte.

Die Anwendung mit der **Essenz aus Alantwurzeln** dauert je nachdem, wie man sich fühlt. Alant hat auch eine **gallenbildende und gallentreibende Eigenschaft** und hilft somit Menschen, die an einer verminderten Funktion der Gallenblase leiden.

Frühjahrskuren zur Entschlackung und Entgiftung

Wenn in Russland die Datschensaison beginnt, trifft man auf die ersten blühenden Heilkräuter – Löwenzahn (Taraxacum officinale), Brennnessel (Urtica) und Kletten (Arctium lappa). Sie alle haben entschlackende und entgiftende Wirkung und eignen sich damit für Frühjahrskuren zur Unterstützung des Körpers nach dem langen Winter.

Die entwässernde und regulierende Eigenschaft des **Löwenzahns** wird erfolgreich zur Kurierung von Gallenleiden oder Lebererkrankungen eingesetzt. Aber auch Beschwerden der Haut, wie Flechten und Ausschlägen, wirkt der Löwenzahn positiv entgegen. Als Tee getrunken regt er den Stoffwechsel an und hilft, Schlackenstoffe, die sich negativ auf das Hautbild auswirken, schneller aus dem Organismus zu schwemmen. Der Löwenzahn hat eine nierenanregende Wirkung und ist daher gut zur

Löwenzahn-Kaltauszug

Für 1 Tasse Tee 1 Teelöffel getrocknete Löwenzahnwurzel über Nacht in ¼ Liter kaltem Wasser ansetzen. Am Folgetag wird der Auszug erwärmt und abgeseiht. Der Auszug soll über einen längeren Zeitraum hinweg jeweils 30 Minuten vor dem Frühstück schluckweise getrunken werden.

Entschlackung für Frühjahrs- und Herbstkuren geeignet. Eine etwa 4- bis 6-wöchige Kur mit dem Heilkraut bringt besonders im Frühjahr den Körper in Schwung. Die Leber entfaltet im Frühling ihre größte Funktionskraft und trägt dafür Sorge, dass alle Schlacken des Winters abgebaut werden können. Daher sind Leberkuren besonders im Frühjahr sehr sinnvoll. Viele Erkrankungen, die in dieser Jahreszeit ausbrechen, heilen wesentlich besser, wenn die Leber in ihrer Entgiftung unterstützt wird. Selbst Stoffwechselstörungen wie zum Beispiel Gicht lassen sich durch Löwenzahn positiv beeinflussen. Für einen wirkungsvollen Teeaufguss eignet sich vor allem der Kaltauszug.

Die **Brennnessel** ist eine Heilpflanze, für die mindestens ebenso viele Einsatzgebiete bekannt sind wie für Kamille, Ringelblume oder Löwenzahn. In der Volksmedizin wird die Brennnessel zur Entgiftung und Entschlackung bei Frühjahrskuren und Diäten sowie aufgrund ihres hohen Eisengehalts bei Müdigkeit und Erschöpfungszuständen empfohlen. Sie wirkt positiv auf Leber und Galle, verbessert die Verdauung und wirkt zudem blutreinigend, blutbildend und stoffwechselfördernd.

Die volksmedizinisch bekannten Wirkungen der **Großen Klette** sind äußerst zahlreich. Extrakte ihrer Wurzel wirken antibiotisch und blutzuckersenkend. Als Salbe hilft die großblättrige Pflanze gegen etliche Hauterkrankungen einschließlich Kopfschuppen. Eine besonders hoch geschätzte Fähigkeit der Großen Klette ist jedoch ihre blutreinigende, entschlackende und entgiftende Wirkung.

Brennnesseltee

Am allerbesten ist es, wenn man für die Zubereitung eines Brennnesseltees junge Brennnesselblätter verwendet. Grundsätzlich werden bei der Zubereitung 8 Teelöffel frische oder getrocknete Blätter mit 1 Liter heißem Wasser übergossen. Nur 10 Minuten ziehen lassen, da die Blätter schnell ihre Wirkung entfalten, dann die Blätter abseihen. Wenn Sie mögen, geben Sie ein wenig Zitrone oder Honig hinzu.

Klettenwurzeltee

1,5 bis 2 Esslöffel zerkleinerte Klettenwurzel mit einem ½ Liter kaltem Wasser ansetzen und über Nacht, mindestens aber 8 Stunden, ziehen lassen. Wer nur warmen Tee trinken kann oder will, erwärmt den Klettenwurzeltee kurz vor dem Genuss, doch lassen Sie ihn nicht zu heiß werden. Davon trinken Sie 2- bis 3-mal täglich eine Tasse.

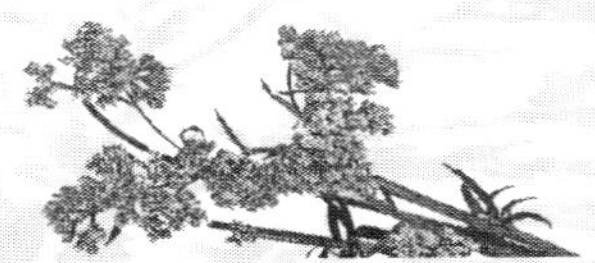

Vorbeugung von Arteriosklerose, Vorbeugen von Ödemen bei Asthma cardiale (Linksherzinsuffizienz), Hautkrankheiten, Magen-Darm-Krankheiten, Leberkrankheiten

In der zweiten Maihälfte beginnt die Blütezeit der **Heckenkirsche** (Lonicera caprifolium). Ihre Beeren reifen von Ende Juni bis Ende Juli. Für Babuschka war es ein schöner Moment, wenn sie sagte: „Kinder, es ist Zeit, Heckenkirschbeeren zu sammeln!" Heckenkirschen sind kleine Sträucher, sie werden kaum höher als einen Meter und haben eine gelblichbraune Rinde. Bei älteren Sträuchern löst sich die Rinde in Längsstreifen ab, das sieht sehr ungewöhnlich aus. Die Blätter der Heckenkirschen sind lanzettförmig, die Blüten sind gelblich und die länglichen Beeren reich an Saft, dunkel- oder schwarzblau in der Farbe. Essbar ist die auch Maibeere genannte Blaue Heckenkirsche Kamtschatika. Ihre Beeren schmecken süßsauer. Doch Vorsicht! Die Beeren der Roten Heckenkirsche sind sehr giftig.

Die Früchte der Blauen Heckenkirsche werden gesammelt, wenn sie ganz reif sind. Sie werden an einem schattigen und warmen Ort getrocknet, eventuell auch im traditionellen russischen Ofen, der jedoch nie wärmer als 30 bis 35 Grad Celsius sein darf. Am besten lassen sie sich gefroren konservieren, oder zerkleinert mit Zucker oder als Saft im Kühlschrank oder Keller aufbewahren.

Frische Heckenkirschenbeeren stimulieren die Bildung von Magensaft, regen den Appetit und die Verdauung an, beeinflussen positiv den Stoffwechsel, wirken harntreibend und stärken den ganzen Organismus.

Sud aus Beeren der Heckenkirsche

Für den Sud 2 Esslöffel frischer oder getrockneter Beeren mit 0,5 bis 0,7 Liter stark kochendem Wasser aufbrühen, 4 bis 6 Stunden ziehen lassen oder im Wasserbad 40 Minuten lang köcheln lassen. Die ganze Menge in 3 bis 4 Portionen jeweils 20 bis 30 Minuten vor den Mahlzeiten im Laufe des Tages trinken.

Saft aus den **Beeren der Heckenkirsche** hat antibakterielle Wirkung, außerdem behandelt man Geschwüre damit. Ein Sud aus den Beeren wird verwendet, um zu gurgeln, wenn man unter **Halsschmerzen** oder **Angina** leidet, oder um die Augen bei Bindehautentzündung auszuspülen. In der Naturheilkunde werden die Beeren der Heckenkirschen zusammen mit anderen Pflanzenpräparaten für die Behandlung von Frauenleiden verwendet.

Heckenkirschenbeeren sind wirksam bei einer komplexen Behandlung und **Vorbeugung von Arteriosklerose**.

Sud aus den Beeren der Heckenkirsche ist stark harntreibend und gilt als wirksames Mittel gegen drohende **Ödeme** bei Asthma cardiale oder bei **Hirnödemen** nach Schädelverletzungen.

In der Volksmedizin gibt es noch zahlreiche weitere Anwendungen der Beeren der Heckenkirschen. Bei Magen-Darm-Erkrankungen und bei Leberkrankheiten, bei Malaria, Bluthochdruck, Blutarmut, Wassersucht, Atemnot, zur Verbesserung des Gedächtnisses und zur Behandlung von Skorbut greift man zu Heckenkirschenbeeren.

Verbesserung des Stoffwechsels, Verjüngung des Organismus

Ich möchte meine Erfahrungen teilen, die ich mit einem sehr effektiven Hausmittel gesammelt habe – eine **Kräutermischung**.

Für diese nehme ich je 100 Gramm Echte Kamille (Matricaria recutita), Johanniskraut (Hypericum perforatum), Sand-Strohblume (Helichrysum arenarium) und Birkenknospen (Betula pendula). Ich zerkleinere die Kräuter und vermische sie miteinander. 1 Esslöffel davon brühe ich mit 500 Millilitern kochendem Wasser auf, lasse den Tee ziehen und gieße ihn durch ein Sieb. 2 Teelöffel Honig als Süße dazugeben. Die eine Hälfte des Tees vor dem Schlafengehen trinken (danach gut die Zähne putzen und nichts mehr essen), die andere Hälfte vor dem Frühstück.

Dieser Kräutertee entschlackt, verbessert den Stoffwechsel, reinigt den Organismus von Fetten und schädlichen Ablagerungen, wirkt wohltuend auf die Blutgefäße, beugt Sklerose, Schlaganfall, Stenokardie (Engegefühl in der Brust) und Bluthochdruck vor und verjüngt den gesamten Organismus.

Es gibt natürlich noch andere **Hausmittel zur Verjüngung des Organismus**, und eines davon ist sehr alt. Dabei kommt der Stoffwechsel in Schwung und die Blutgefäße werden elastischer. Es ist die beste Prophylaxe gegen Myokardie (nicht entzündliche Erkrankung des Herzmuskels), Stenokardie (schmerzhaftes Engegefühl in der Brust), Sklerose, Lähmung und Tumore.

Zur Zubereitung schält man 350 Gramm Knoblauch, schneidet ihn sehr klein und zerdrückt ihn mit einem Löffel aus Holz oder Porzellan. Abwiegen und zu gleichen Teilen Weingeist (Neutralalkohol, Trinkalkohol) mit 96 Prozent Alkoholgehalt hinzugeben. In ein Gefäß geben und fest verschlossen an einem kühlen dunklen Ort 10 Tage lang aufbewahren. Dann die Masse abseihen und ausdrücken. Zur Behandlung nimmt man die Flüssigkeit tropfenweise mit kalter Milch ein. Jeweils 15 bis 20 Minuten vor den Mahlzeiten über einen Zeitraum von 11 Tagen trinken. Am ersten Tag nimmt man vor dem Frühstück, dem Mittag- und dem Abendessen je 2 Tropfen mit Milch ein. Jeden folgenden Tag zwei Tropfen mehr, und am letzten Tag geben Sie 25 Tropfen zur Milch. Diese Behandlung nicht öfter als einmal in 6 Jahren durchführen.

Vorbeugung von Herzinfarkt, Reinigung der Blutgefäße, Osteochondrosis (Störung der Umwandlung von Knorpel zu Knochen)

Meine 93-jährige Mutter ist rüstig, tatkräftig und voller Energie, ihr Kopf ist klar und ihr Gedächtnis untrüglich. Ihr Leben lang nutzte sie die Heilkraft von Pflanzen. Hier erzählt sie, mit welchen Mitteln sie ihr Herz und ihren Kreislauf in Schwung hält:

„In ein 3-Liter-Einweckglas gieße ich einen ½ Liter Wodka, füge 500 Gramm Zucker hinzu, zerkleinere drei Zitronen, wobei ich die Schale mit dem Reibeisen abreibe und dazugeben, die Kerne jedoch nicht, dann füge ich 20 Gramm Nelken hinzu. Ich vermische alles und gieße warmes, abgekochtes Wasser bis 3 Finger unter den Rand. Das Glas stelle ich 2 Wochen an einen warmen Ort. Dann seihe ich die Flüssigkeit ab und trinke 20 Milliliter davon 3-mal täglich 20 Minuten vor den Mahlzeiten. Wenn meine Essenz zu Ende gegangen ist, setze ich eine neue an, eine Pause von 2 Wochen ist optimal. Diese Kur mache ich einmal im Jahr mit drei Durchgängen. Danach sind alle Herzschmerzen wie weggeblasen, ich habe keine Kopfschmerzen mehr und die Beine werden nicht mehr taub. Das Allerbeste ist, dass auch das Gehör und das Sehvermögen besser werden und Geräusche, die man manchmal im Kopf hat, verschwinden."

Und sie fuhr fort: „Was tue ich noch? Das ganze Jahr über trinke ich Tee aus einer Kräutermischung von Johanniskraut (Hypericum), Sand-Strohblume (Helichrysum arenarium), Minze (Mentha) und Lindenblüten (Tilia cordata), und vor dem Schlafengehen esse ich 1 Löffel Honig.

Zur **Reinigung der Blutgefäße** und zur Verbesserung des Stoffwechsels verwende ich folgendes Hausmittel:

Ich drehe 1 Kilogramm frische Beeren vom Schneeballstrauch – man kann auch welche aus der Kühltruhe verwenden – durch den Fleischwolf und füge 1 Kilogramm flüssigen Honig und eine Flasche Cognac hinzu. Das alles verrühre ich gut miteinander, gieße es in ein 3-Liter-Einweckglas, das ich gut verschlossen 1 Monat an einem dunklen Ort stehen lasse. Von Zeit zu Zeit schüttle ich es, damit sich der Inhalt gut vermischt. Von dem fertigen Sud nehme ich bei jeder Mahlzeit 1 Esslöffel voll ein. Schnell spüre ich, dass sich mein Zu-

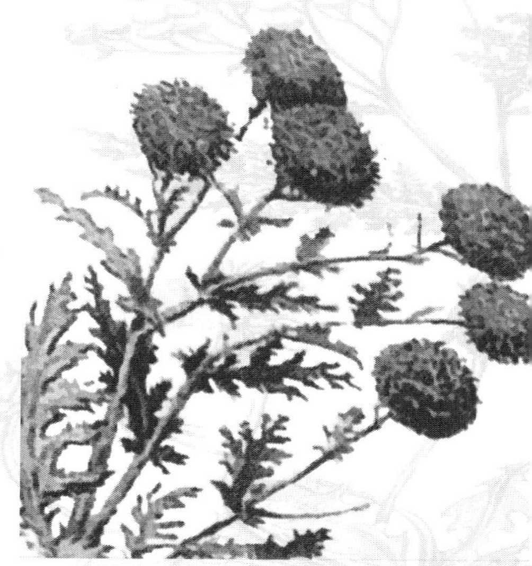

stand verbessert, nach zwei Wochen ist der Blutdruck niedriger und die Verdauung funktioniert gut."

Apotheke für ältere Menschen

Schwäche des Immunsystems, niedriger Blutdruck, Kopfschmerzen
Die Jahre ziehen ins Land, der Körper nutzt sich ab, der Mensch altert. Zu Recht heißt es: „Alter ist kein Vergnügen." Doch mit einem gestärkten Immunsystem steigt die Lebensqualität. Dazu tragen Hausmittel bei, die ich unter der Rubrik „Apotheke für ältere Menschen" zusammengetragen habe. Nehmen Sie allgemein stärkende Mittel regelmäßig zu sich, sie dienen der Vorbeugung und sind einfach in der Zubereitung.

Für ein Hausmittel verwende ich **Zitrone und Knoblauch.**

Eine Zitrone mit Schale und eine ganze Knoblauchknolle auf einem Reibeisen reiben. Den Brei in einen Topf geben, mit 600 Millilitern kaltem, abgekochtem Wasser auffüllen, 2 bis 4 Tage bei Zimmertemperatur ziehen lassen. Dann durch ein Sieb abgießen. Ich trinke täglich von dem Sud auf nüchternen Magen je 50 Milliliter, im Herbst, im Winter und im Frühling.

Hafer

200 Gramm Haferkörner (Avena sativa), 1 Liter Wasser, Honig nach Belieben. Die Körner mahlen, im Wasser aufbrühen und auf kleiner Flamme kochen lassen, bis die Flüssigkeit auf ein Viertel reduziert ist. Abseihen und nach Geschmack Honig hinzugeben. Ich nehme 30 Milliliter 3-mal täglich vor dem Essen zu mir.

Gegen niedrigen Blutdruck verwende ich eine **Mischung aus Kaffee und Honig.**

50 Gramm geröstete Kaffeebohnen mahlen, dann mit 500 Gramm Honig und dem Saft einer Zitrone mischen. Von der Mischung nehme ich 1 Teelöffel 2 Stunden nach den Mahlzeiten 3- bis 4-mal täglich. Die Mischung im Kühlschrank aufbewahren.

Um die **Sehkraft zu stärken,** nehme ich eine **Mischung aus Möhren- und Petersiliensaft.**

Auf 150 Milliliter frisch gepressten Möhrensaft gibt man 50 Milliliter frisch ausgedrückten Petersiliensaft. Ich trinke 3-mal täglich 30 Milliliter jeweils 30 Minuten vor den Mahlzeiten davon.

Bei **Anfälligkeit für Kopfschmerzen** ist meiner Ansicht nach das beste Mittel ein **Sud aus Kiefernnadeln.**

5 Esslöffel zerkleinerte Kiefernnadeln mit 500 Milliliter kochendem Wasser aufbrühen und auf kleiner Flamme 10 Minuten köcheln lassen. Warm halten und 12 Stunden ziehen lassen. Trinken Sie den Sud im Lauf des Tages in kleinen Schlucken, fügen Sie nach Belieben Honig hinzu. Täglich über 2 Monate anwenden, dann 1 Monat pausieren.

Um die **Zahl der roten Blutkörperchen im Blut zu erhöhen**, greife ich auf einen **Rosinenaufguss** zurück.

100 Gramm gut gewaschene Rosinen gieße ich am Vorabend mit 250 Millilitern heißem, abgekochtem Wasser auf. Am Morgen trinke ich den Aufguss und esse die eingeweichten Beeren.

Stärkung des Herzens

Zur Stärkung des Herzens bereite ich heilsame belegte Brote zu. Ich zerkleinere 10 Walnüsse mische sie mit 2 zerstoßenen Knoblauchzehen und 1 Teelöffel kalt gepresstem Olivenöl. Mit der Mischung bestreiche ich eine Roggenbrotscheibe und trinke Tee dazu. Wenn man frische Kräuter, Rucola oder Dill hinzufügt, werden die Brote noch schmackhafter.

Stärkung des Immunsystems

Zur Stärkung des Immunsystems wende ich ein überaus einfaches und schmackhaftes Hausmittel an. Ich drehe eine Orange und eine Zitrone mit Schale durch den Fleischwolf, dann gebe ich Zucker hinzu. Von der Masse esse ich je 1 Teelöffel 3-mal täglich 30 Minuten vor den Mahlzeiten. Man kann die Mischung auch in den Tee geben. Wer diese Mixtur in der Zwischensaison zu sich nimmt, vergisst, was eine Erkältung ist.

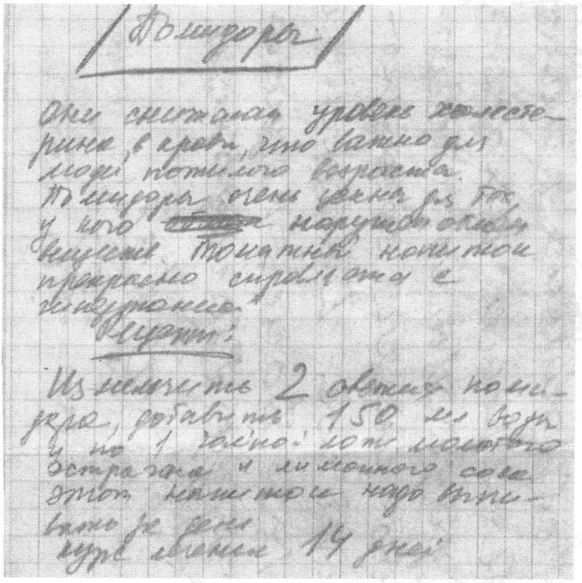

Augen

Verbesserung des Sehvermögens

Meine Babuschka hatte bis ins hohe Alter ein hervorragendes Sehvermögen. Was empfahl sie, um das Sehvermögen zu verbessern? Man muss täglich 1 Tropfen Heidelbeersaft (Vaccinium myrtillus) in jedes Auge tropfen. Man kann die Beeren im Sommer einfrieren und je nach Bedarf aus der Kühltruhe holen und auftauen lassen. Den Saft, der beim Auftauen austritt, fängt man auf und tröpfelt ihn mit einer Pipette in die Augen. Babuschka konnte bis ins hohe Alter selbst kleine Schrift ohne Brille lesen.

Grauer Star

Dieses Wissen übernahm ich von meiner Mutter, einer Pharmazeutin, die sich für Naturheilkunde begeisterte. Sie ist mittlerweile 93 Jahre alt, und ihr Sehvermögen ist nach wie vor ausgezeichnet. Die Gründe für die Entstehung von Linsentrübungen des Auges sind vielfältig – eine Störung im Nervensystem, physische Überanstrengung, Stoffwechselstörungen oder überschüssige Salze im Körper zählen zu den Ursachen. Bei den ersten Anzeichen einer Linsentrübung, das heißt, wenn vor den Augen „schwarze Mücken tanzen", muss man die Nierenfunktion in Ordnung bringen, um überschüssige Salze aus dem Körper abzutransportieren.

Hier sind einige Rezepte, die im Kampf mit der gefährlichen Krankheit helfen können:

- 1 Esslöffel geriebener Meerrettich wird mit 1 Glas Milch angesetzt, zum Kochen gebracht und muss anschließend 2 Stunden ziehen. 50 Milliliter 3- bis 4-mal täglich vor den Mahlzeiten trinken. Aber Vorsicht: Wenn Sie unter hoher Magensäure leiden, dürfen Sie dieses Mittel nicht verwenden.

- 1 Esslöffel Kraut vom Augentrost (Euphrasia officinalis) mit 1 Glas kochendem Wasser aufbrühen und 50 Milliliter 3- bis 4-mal täglich 20 bis 30 Minuten vor den Mahlzeiten einnehmen.

- Eine Handvoll Rosenblüten (Rosa cinnamomea), eine Handvoll Kamillenblüten (Matricaria recutita) und ein in Stücke geschnittenes großes Blatt der Großen Klette (Arctium lappa) in einem emaillierten Topf mit Wasser begießen, zum Kochen bringen und mit einem Deckel verschließen. Die kleinen Tropfen, die sich am Deckel absetzen, verwenden wir als Augentropfen. Sie tröpfeln 7 Tage lang je 3 Tropfen 2-mal täglich in die Augen.

- Einige Blätter der Baum-Aloe (Aloe arborescens) von einer Pflanze, die mindestens drei Jahre alt ist, sieben Tage lang in den Kühlschrank legen. Dann den Saft der Blätter in eine Untertasse ausdrücken, durch drei Lagen Mull filtrieren und in eine dunkle Flasche gießen. Ein Körnchen, nicht

größer als ein Weizenkorn, Mumijo hinzugeben. Von dieser Mixtur 1 Monat lang je 1 Tropfen in jedes Auge tropfen. Einen weiteren Monat lang reinen Aloe-Vera-Saft tropfen, und zwar je 1 Tropfen in beide Augen. Die Heilwirkung wird verstärkt, wenn man in der Behandlungszeit Tee aus Zwiebelschalen trinkt.

Mumijo ist ein hell- bis dunkelbraunes, je nach Gehalt pulverförmiges bis zähflüssiges, teeriges Naturprodukt mit harzig-rauchigem Geruch. In Russland kommt Mumijo vor allem im Altai (Öl der Berge) und im Baikalgebiet vor. Weite Verwendung findet Mumijo in der zentralasiatischen Volksmedizin, am bekanntesten für seine Vorkommen ist Kyrgysstan. Man kann Mumijo in der Apotheke oder Reformhaus kaufen. (Mumijo wird eigentlich vor allem bei **Erkrankungen des Stütz- und Bewegungsapparates** angewandt.)

- In einem Glas Wasser 1 Teelöffel Honig auflösen, zum Kochen bringen und abkühlen lassen. Mit dieser Mixtur tränken wir Wattebäusche, die wir warm auf die Augen legen. Während der gesamten Behandlungszeit sollten Sie so viel Petersilie und Dill wie irgend möglich essen.

Und was sonst noch für die Augen gut ist: Trinken sie möglichst Tee aus den Blättern der Vogelmiere (Stellaria media), essen sie Karotten in jeder beliebigen Form und Maulbeeren – wenn die Früchte des Maulbeerbaums reifen, morgens auf nüchternen Magen ein Glas Beeren essen.

Erkältungskrankheiten

Vorbeugen gegen Erkältung

Wie beugen die Dorfbewohner Erkältungen vor? Um sich keine Grippe oder Erkältung einzufangen, wenn man das Haus verlässt, empfiehlt es sich, die Nase mit Knoblauchöl einzureiben. Es lässt sich einfach zubereiten: Man zerkleinert eine Knoblauchknolle, gießt ein Glas Pflanzenöl hinzu. Und das ist alles. Man braucht das Öl nicht durch ein Sieb abgießen. Wenn Sie das Knoblauchöl regelmäßig anwenden, werden Sie weder an Erkältungen noch an grippalen Infekten erkranken.

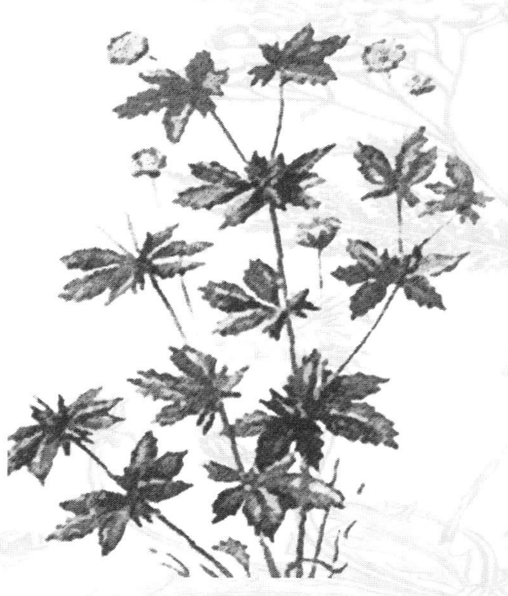

Erkältung, Bronchitis, Nasennebenhöhlenentzündung

Mit dem Herbst kommen die Erkältungskrankheiten. Erkältungssymptome wird man mit Kräutertee und Zitrone los: In einer Teekanne koche ich einen **Kräutertee aus Thymian** (Thymus serpyllum), **Johanniskraut** (Hypericum), **Gemeiner Schafgarbe** (Achillea) und **Minze** (Mentha). Er muss 1 Stunde ziehen und wird dann durch ein Sieb abgeseiht. Ich trinke ein ½ Glas Tee, nach 30 Minuten sauge ich langsam den Saft aus einem mit Zucker oder Honig gesüßtem Zitronenschnitz. Eine halbe Stunde später trinke ich wieder Tee ... Nach einem halben Tag sind in der Regel die Erkältungssymptome verschwunden. Selbst eine **Angina** lässt sich auf diese Weise behandeln, es dauert allerdings ein wenig länger, bis man gesund ist. Wenn ich Schnupfen habe, mache ich mit dem Aufguss eine Nasenspülung. Oder ich bereite ein **Knoblauchwasser** zu: Auf ein ½ Glas Wasser verwende ich 1 kleine Knoblauchzehe.

Sehr gut hilft ein **Knoblauchgetränk.** 8 Tropfen frisch ausgepressten Knoblauchsaft mit 1 Teelöffel heißer Milch mischen. Die Mischung in heißes Wasser geben und bis zu 4-mal täglich wie Tee zu den Mahlzeiten trinken.

Oder sie bereiten ein **Zwiebel-Milch-Getränk**. Zwiebeln schälen, reiben und mit 500 Milliliter kochender Milch übergießen. 2 Stunden an einem warmen Ort ziehen lassen. Ein Glas am Abend, das andere am Morgen trinken.

Es hilft auch, wenn man einen **Zwiebelsalat** auf seinen Speiseplan nimmt, diesen Tipp habe ich von einer alten Frau aus Zentralrussland bekommen. Dazu schneide ich eine Zwiebel in Ringe, streue ein wenig Salz darüber. Nach 5 bis 10 Minuten spüle ich die Zwiebeln mit klarem Wasser ab, damit die Schärfe gemildert wird. Dann richte ich sie mit etwas Pflanzenöl an. Genau so bereite ich auch einen „Salat" aus Knoblauch zu, der schmeckt sehr gut und ist fantastisch gesund!

Und Zwiebeln können auch für eine Inhalation verwendet werden. Dazu wird eine große Zwiebel klein geschnitten und in Wasser aufgekocht. Die dabei entstehenden Dämpfe sollen 5 bis 10 Minuten eingeatmet werden. Die Prozedur kann 3- bis 4-mal täglich wiederholt werden.

Himbeer-Honig-Tee

Bei Erkältungen hilft auch ein Himbeer-Honig-Tee. Mit 1 Glas Wasser werden 2 Löffel getrocknete oder 100 Gramm frische Himbeeren gekocht. Nach 10 Minuten 1 Esslöffel Honig hinzugeben. Den Tee bis zu 3-mal täglich trinken.

Häufig benutzt bei Erkältungen wird eine **Propolistinktur**. Auf ein ¼ Glas gekochtes, abgekühltes Wasser geben Sie 30 Tropfen Propolisextrakt auf Ethanolbasis. Die Lösung bekommt eine milchige Farbe und kann bis zu 3-mal pro Tag eingenommen werden. Propolis beziehungsweise die fertige Tinktur können in der Apothe-

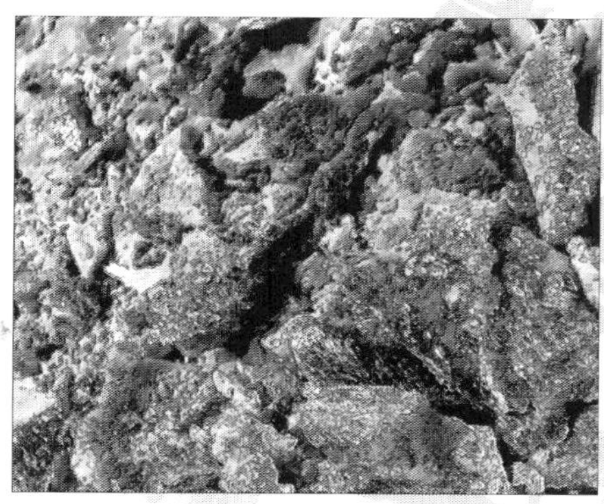

ke rezeptfrei gekauft werden. Insbesondere bei Propolis sollte auf bestehende Allergien oder Überempfindlichkeiten geachtet werden.

Um das **Immunsystem zu stärken**, esse ich regelmäßig frische Beeren, Gemüse und Früchte. Ich mag Äpfel, Orangen, Rote Paprika, Schwarze Johannisbeere, Weißkraut, Rote Bete, Karotten – nicht alles auf einmal essen, sonst gibt es Probleme mit der Verdauung.

Bei Nasennebenhöhlenentzündung spüle ich die Nase mit einer Salzlösung. Geben Sie 1 gestrichenen Esslöffel Kochsalz auf 1 Glas kochendes Wasser. Damit die Nase 1-mal täglich spülen, in der Regel sind nach 3 Tagen alle Symptome verschwunden. Bei laufender Nase helfen Zwiebelkompressen. Einige Zwiebeln werden geschält und gerieben. Die Masse wird auf Mullkompressen gelegt, die Kompressen werden gefaltet und für rund 10 Minuten auf die untere Seite der Nase gelegt. Vorher sollte die Nase mit Sonnenblumenöl oder Pflanzenöl eingecremt werden, um eine Reizung der Haut zu vermeiden.

Mit Schweineschmalz gegen Erkältungen

Schweineschmalz ist natürliche Grundlage für die Zubereitung von Erkältungsheilsalben. Es lässt sich leicht mit beliebigen Zutaten mischen. Von seinen Eigenschaften kommt es dem Hautfett des Menschen sehr nahe, deshalb kann es schnell in die Haut eindringen. Schweineschmalz enthält das Immunsystem stärkende Arachidonsäure, die Vitamine A, D, E und K, zudem Carotine, Kalium, Kalzium, Phosphor, Magnesium, Natrium, Eisen, Jod und Kupfer.

Die fertigen Salben aus Schweineschmalz im Kühlschrank aufbewahren. Vor der Anwendung leicht erwärmen. Vor dem Schlafengehen Brust, Rücken und Fußsohlen einreiben, dazu benutzt man am besten einen Lappen aus gewalktem Leinen. Warme Socken anziehen, einen Wollschal umlegen. Schwitzen ist erwünscht!

Erkältungen sind überaus lästig. Mein Großvater hat folgendes gemacht: Er nahm 1 Esslöf-

Salben aus Schweineschmalz

2 Esslöffel Schweineschmalz im Wasserbad schmelzen lassen, 3 Tropfen Fichtenöl (Abies) und 1 Esslöffel Ameisenspiritus hinzufügen. Sorgfältig verrühren.

2 Esslöffel geschmolzenes Schweineschmalz mit 1 Esslöffel getrocknetem Senf und 1 Esslöffel Rizinusöl verrühren.

fel gemahlenen **Schwarzen Pfeffer**, gab ihn in 100 Milliliter Wodka und fügte noch 2 Esslöffel Honig hinzu. Dann vermischte er alles gut und trank es vor dem Schlafengehen. Er legte sich hin, deckte sich gut zu und wartete, bis er zu schwitzen begann. Besonders gut wirkt die Anwendung, wenn man zuvor Kartoffeldampf inhaliert hat.

Hier die bewährten Rezepte einer Babuschka. Sie erzählt:

> *Bei Erkältungen hilft eine Aromakompresse gut. 1 Glas Kiefernnadeln, die im Fleischwolf zerkleinert wurden, mit 3 Esslöffeln Honig mischen, über Nacht die Brust damit bedecken. Bei Schnupfen helfen Nasentropfen. Ich hacke 4 Knoblauchzehen und eine 1/4 Zwiebel klein, gieße darauf 100 Milliliter Sonnenblumenöl und lasse die Masse 2 Stunden lang ziehen, dann drücke ich sie aus. Ich tropfe in jedes Nasenloch 2 Tropfen des angereicherten Öls. So bleibe ich von Viruserkrankungen verschont.*

Bei Erkältung hilft ein **fiebersenkender Tee,** der wie folgt zubereitet wird:

> *2 Esslöffel zerkleinerte Maulbeerblätter (Morus) mit 1 Liter kochendem Wasser aufbrühen und 1 Stunde in der Thermoskanne ziehen lassen. Ein 1/2 Glas 3-mal täglich 30 Minuten vor den Mahlzeiten mit 1 Teelöffel Honig trinken.*

Auch eine **Kompresse aus Tonerde** leistet gute Dienste bei Erkältungskrankheiten. Sie lösen die Tonerde in heißem Wasser auf, so dass sie eine dicklich-cremige Konsistenz hat. Dann legen Sie die Tonerdekompresse auf den Rücken oder die Brust, mit Folie abdecken, um sie warmzuhalten. Schön in eine warme Decke einwickeln.

Ich erinnere mich daran, dass uns die Mutter, als wir älter waren, **Schröpfköpfe** ansetzte, wenn wir erkältet waren. Heute werden sie selten verwendet. Vermutlich, weil niemand mehr weiß, wie man sie richtig ansetzen muss. Mama war Apothekerin und hat es mir beigebracht.

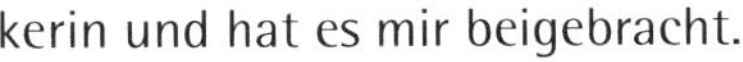

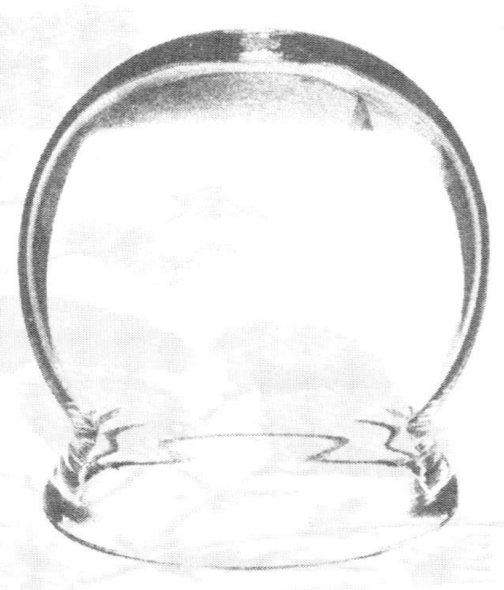

Schröpfköpfe werden bei **Erkältungen, Atemwegsentzündungen oder Neuralgien** (Nervenschmerzen) eingesetzt. Es sind kugelförmige Gefäße mit einer Öffnung. Mit einer Flamme erzeugt man innen ein Vakuum und setzt sie dann auf die Haut des Rückens oder der Brust. Der Unterdruck, der durch das Vakuum entsteht, saugt Blut in die oberen Hautschichten. Das stimuliert das Immunsystem und unterstützt den Körper bei der Selbstheilung. Nach 10 Minuten werden die Schröpfköpfe vorsichtig abgenommen, indem man sie vorsichtig zur Seite neigt und Luft hinein lässt. Bei hartnäckigen Erkältungen jeden zweiten Tag anwenden. Aber Vorsicht: Für Kinder unter 12 Jahren sind sie nicht geeignet. Und man darf sie auch nicht anwenden, wenn die Haut krank ist oder Pigmentstörungen aufweist, und auch bei hoher Lufttemperatur nicht.

Husten

Seit 40 Jahren verwende ich bei Husten und entzündetem Rachen **Dreiteiligen Zweizahn** (Bidens tripartita) als bewährtes Hausmittel. Brühen Sie eine Messerspitze des getrockneten, zerstoßenen Krauts mit 1 Glas Wasser auf. Den Aufguss trinken Sie 3-mal täglich unabhängig von den Mahlzeiten. Der Husten verschwindet nach 2 bis 3 Tagen.

Hier ein **Rezept, das Kindern hilft**, wenn sie unter Husten leiden. Es ist uralt und hat seinen Ursprung in Sibirien. Über die Heilkraft der Zedernnüsse finden Sie weitere Informationen im Kapitel „Sibirische Gesundheit".

Geben Sie 1 Glas ungeschälte und ungeröstete Zedernkerne in 1 Liter Milch. Dann die Milch aufkochen lassen, und das Ganze 20 Minuten auf kleiner Flamme köcheln, wobei die Milch nicht überkochen darf. Dann gießen Sie die Milch durch ein Sieb ab. Die Nüsse darf das Kind essen, und es wird dies gerne tun. Die warme Milch wird morgens auf nüchternen Magen und abends vor dem Schlafengehen getrunken. Zwei Tage lang. Der Husten hört auf, der Schleim löst sich. Kinder trinken jeweils ein ½ Glas Zedernussmilch, Erwachsene nehmen jeweils 1 ganzes Glas.

Und ein weiteres **Hausmittel gegen Husten** hat sich vielfach bewährt. Es hilft besonders gut **bei lang anhaltendem, schwerem Husten**.

In einen Topf 1 Glas Moosbeeren füllen, 500 Milliliter Wasser hinzugeben, ein ½ Glas Zucker und ein ½ Teelöffel Blätter Schwarzen Tees hinzugeben, alles kochen, bis die Beeren aufgeplatzt sind. Nun die Beeren leicht zerdrücken, ein Glas Wodka zugießen, alles noch einmal aufkochen lassen. Nach dem Abkühlen abseihen und bis zu 8-mal täglich 1 Esslöffel einnehmen. Das Hausmittel wirkt schnell und ist sehr ergiebig, deshalb genügt zur Behandlung einer Person auch die Hälfte der Zutaten.

Schleimiger Husten

Einmal litt ich einen ganzen Monat lang unter **schwerem Husten** mit Auswurf, er wollte und wollte nicht weggehen. Meine langjährige Freundin empfahl mir ein Hausmittel, das fantastisch gut geholfen hat. Ich mischte je 1 Esslöffel Dachsfett aus der Apotheke, Aloe-Vera-Saft, (Aloe arborescens), Honig, Senfpulver und Mehl. Die Mischung erwärmte ich leicht, gab sie auf eine Stoffserviette und legte sie vor dem Schlafengehen auf meinen Rücken. Dann packte ich mich warm ein. Die Kompresse blieb bis zum Morgen. Gleich nach der ersten Anwendung trat eine Erleichterung ein, und ich genas schnell.

Asthma, Bronchitis
Dieses Rezept gegen Asthma und Bronchitis kenne ich seit meiner Kindheit und wende es seit vielen Jahren an. Husten und Atemnot werden schnell gelindert.

5 kernlose Zitronen mit Schale zusammen mit 5 Knoblauchknollen durch den Fleischwolf drehen. Dann 500 Gramm Honig hinzufügen, alles gut vermischen, die Paste 3 Tage lang ziehen lassen, dabei immer wieder umrühren. Ich nehme morgens je 4 Teelöffel, wichtig ist, dass man die Paste nicht gleich herunterschluckt, sondern im Mund behält, damit sie sich dort langsam auflöst. Die Anwendung dauert einen Monat, dann kann man 14 Tage Pause einlegen und wenn nötig die Kur wiederholen.

Sie leiden an **Bronchitis**? Pflücken Sie am Abend 2 Blätter der Großen Klette (Arctium lappa), reiben Sie sie mit einem weichen Tuch ab und legen Sie die Blätter an den heißen Teekessel, damit sie warm werden. Nehmen Sie die beiden warmen Klettenblätter: Das eine legen Sie auf ein Moltontuch (Moltontücher hat man früher zum Wickeln von Babys benutzt) an die Stelle auf das Bett, an der Ihre Schulterblätter liegen. Das andere legen Sie auf die Brust und darauf eine warme Wärmflasche. Klettenblatt und Wärmflasche werden die chronische Bronchitis aus dem Körper wärmen. Wickeln sie sich in ein Tuch, um das Klettenblatt an seinem Platz zu halten, decken sie sich zu. Und nun eine gute Nacht! Wiederholen sie die Anwendung 5-mal.

Ach so, ich hoffe, den Kräutertee aus Blättern von Schwarzer Johannisbeere, Himbeere und Kirsche haben Sie bereits getrunken. Am Morgen werden Sie sich fit fühlen.

Bronchitis und Lungenentzündung behandle ich nach alt bewährter Art: In 1 Glas heiße Milch gebe ich 1 Teelöffel Honig oder zerkleinerte Feigen, Butter und Kakao. Alles gut verrühren und schlückchenweise trinken.

Und hier noch ein Rezept der Naturheilkunde, die nicht nur gegen Bronchitis, sondern auch bei Lungentuberkulose helfen kann.

Man braucht Schwarzen Rettich, Rote Bete, Karotte, Honig und Weingeist. Das Gemüse gut waschen und einzeln im Fleischwolf zerkleinern, dann jeweils den Saft ausdrücken. Man nimmt je 1 Glas Saft von Schwarzem Rettich, Roter Bete und Karotte, zudem 1 Glas Honig und 1 Glas Weingeist. Alles in ein 1,5-Liter-Glas füllen und luftdicht verschließen. Durch Schütteln des Glases den Inhalt mischen. An einen kühlen, dunklen Ort stellen und 8 bis 10 Tage ruhen lassen. Die Dosis für Erwachsene beträgt je 1 Esslöffel 3-mal täglich 20 bis 30 Minuten vor den Mahlzeiten. Das Datum der ersten Anwendung notieren, die Mixtur so lange einnehmen, bis sie aufgebraucht ist, dann eine ebenso lange Pause einlegen. In der Zwischenzeit eine neue Mixtur zubereiten. Anwendung wiederholen und dabei eine Diät einhalten, keinen Alkohol trinken, nichts Scharfes, Gebratenes, Geräu-

chertes, Konserviertes oder stark Gesalzenes essen. Spätestens ab Mitte der zweiten Anwendung sollte sich der Patient deutlich besser fühlen.

Vielseitiges Lorbeerblatt

Husten, Sodbrennen, Osteochondrosis, Blähungen

Babuschka verwendete in ihren Rezepten häufig Lorbeerblatt (Laurus nobilis):

„Wenn mich der Husten plagt, mische ich 1 Esslöffel Honig, 3 bis 4 zerkleinerte Lorbeerblätter und weniger als einen ½ Teelöffel Speisesoda, gieße die Mischung mit einem Glas kaltem Wasser an und koche sie bei kleiner Flamme 30 Minuten lang, dann abseihen. Von der Lösung nimmt man 1 bis 2 Teelöffel 4-mal täglich vor dem Essen ein.

Bei Sodbrennen zerstoße ich 1 bis 2 Lorbeerblätter, gieße 150 Milliliter kochendes Wasser darüber und lasse den Sud 15 Minuten ziehen. Dann abseihen. 1 Esslöffel dieses Suds verdünne ich mit 100 Millilitern Mineralwasser. Ich empfehle, dieses Getränk immer vor dem Essen einzunehmen.

Bei einem Anfall von Osteochondrosis (Störung bei der Umwandlung von Knorpel zu Knochen) bereite ich eine Salbe aus 60 Gramm zu Pulver zerstoßener Lorbeerblätter und 10 Gramm Wacholderbeeren (Juniperus communis) zu und verrühre sie mit 120 Gramm frischer Butter. Die Salbe reibe ich auf die schmerzenden Stellen, sie wirkt schmerzlindernd und beruhigend.

Gleichzeitig nehme ich einen Lorbeerblätteraufguss zu mir. 10 zerkleinerte Lorbeerblätter brühe ich mit 2 Glas kochendem Wasser auf, lasse alles 1 Stunde lang ziehen und seihe die Flüssigkeit ab. Ich trinke den Aufguss in kleinen Schlucken im Lauf des Tages. Eine Kur dauert 4 Wochen, man trinkt den Aufguss 3 Tage lang und macht dann 7 Tage Pause.

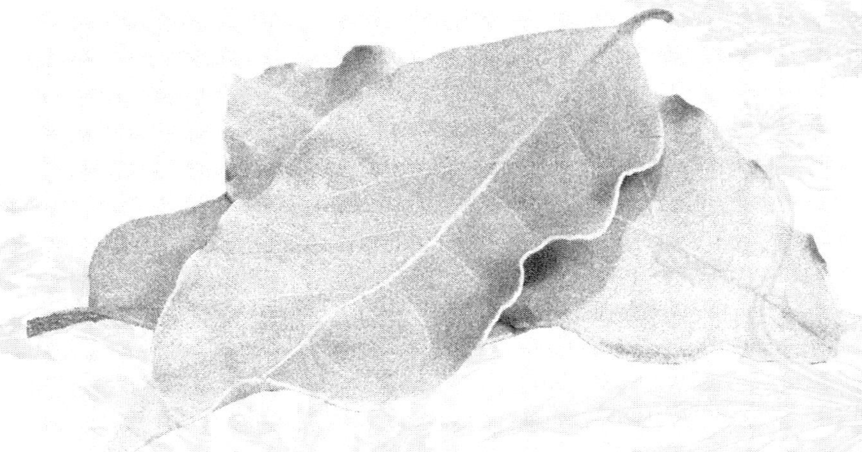

Bei Blähungen zerreibe ich 1 mittelgroßes Lorbeerblatt und 1 Korn Schwarzen Pfeffer zu Pulver. Das Pulver mische ich in meinen Tee und trinke ihn warm."

Sie sehen, Lorbeer ist tatsächlich eine überaus vielseitig anwendbare Heilpflanze.

Die Heilkraft der Kiefer

Bronchitis, Tuberkulose, Stoffwechselstörungen, Ekzeme

Die **Kiefer** (Pinus sylvestris) ist in Russland eine weit verbreitete Heilpflanze. Ihre Nadeln sind immergrün, doch muss man die Nadeln und die Knospen, die therapeutisch wirksam sind, im Frühjahr sammeln, und zwar im April. Denn dann ist die Konzentration der Wirkstoffe in den Pflanzenteilen am höchsten. Als Knospen bezeichnet man die jungen Triebe, wobei es eigentlich noch keine Triebe sind, aber auch keine Knospen mehr. Sie sind 1 bis 3 Zentimeter lang, und je kürzer der Trieb ist, desto wertvoller. Die jungen Triebe sind sehr empfindlich, und man muss sie schnell an einen gut belüfteten Ort bringen, wo sie trocknen können.

Die Kiefer spielt seit Jahrhunderten in der Volksmedizin eine Rolle. Ein Aufguss aus den Knospen wirkt schleimlösend, antibakteriell, galletreibend, harntreibend und blutreinigend. Er wird nicht nur bei **Bronchitis**, sondern auch bei **Gicht, Rheuma** und bei **Mangelerkrankungen** wie Skorbut und Rachitis erfolgreich angewendet. Die heilkundigen Frauen in den Dörfern wussten, dass ein Sud aus Kiefernknospen hervorragend bei Stoffwechselstörungen hilft, die von verschiedenen Hauterkrankungen begleitet werden. Mit einer Kiefernknospenessenz auf selbstgebranntem Wodka in Kombination mit Dachsfett behandelten sie sogar **Lungentuberkulose.** Geschmolzenes Dachsfett rührten sie zudem in heiße Ziegenmilch und gaben die Kiefernessenz hinzu. Das wurde mehrmals täglich warm getrunken. Es hilft fantastisch.

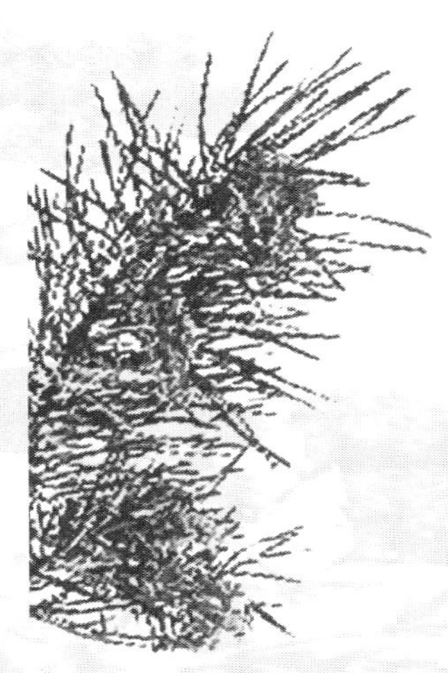

Die Dämpfe des **Kiefernknospenaufgusses** haben eine hervorragende desinfizierende Wirkung und werden bei Bronchitis inhaliert. Außerdem wirken sie entzündungshemmend und helfen bei Atemnot. Kiefernknospen sind Bestandteil von Brusttees, die schleimlösend wirken, und sie werden als Badezusatz verwendet.

Ich hatte in Sibirien Gelegenheit zu beobachten, wie Entzündungen der oberen Atemwege von Waldarbeitern, die unter extrem harten Wetterbedingungen und weit entfernt von der Zivilisation arbeiteten, behandelt wurden. Sie nahmen die jungen Triebe der Kiefer, zerkleinerten sie, dann gaben sie 2 Esslöffel auf 300 Milliliter kochendes Wasser, ließen den Sud auf kleiner Flamme 20 Minuten lang köcheln, dann 30 Minuten ziehen, seihten die Flüssigkeit ab und tranken ein ½ Glas 3-mal täglich nach den Mahlzeiten. Dieser **Sud aus Kiefernknospen** wurde in den Dörfern auch bei **Magenschleimhautentzündungen, Bandscheibenvorfall und sogar bei Herzschmerzen** verwendet. Hier ein gängiger Tipp:

Die jungen Spitzen der Kiefern kurz nach dem Austrieb statt in Wasser in Milch kochen, ansonsten so verfahren wie im ersten Rezept. Bei Bronchitis je 100 Milliliter 3-mal täglich nach dem Essen trinken.

Badezusatz:

1 Kilogramm junger Kieferntriebe in 5 Liter Wasser 30 Minuten kochen, 2 Stunden ziehen lassen, abseihen und in die Badewanne gießen. Mit warmem Wasser (36 Grad Celsius) auffüllen und 30 Minuten baden. Sie können ein solches Bad jeden zweiten Tag nehmen. Das hilft auch bei Hautekzemen.

Kiefernknospen-Brusttee

2 Teile Kiefernknospen (Pinus sylvestris), je 2 Teile Eibisch (Althaea officinalis) und Huflattich (Tussilago farfara) und 1 Teil Lakritz- oder Süßholzwurzel (Glycyrrhiza glabra) miteinander mischen. 2 Esslöffel der Mischung auf einen ½ Liter kochendes Wasser geben, eine Stunde ziehen lassen, abseihen und je 100 Milliliter 3-mal täglich vor den Mahlzeiten trinken.

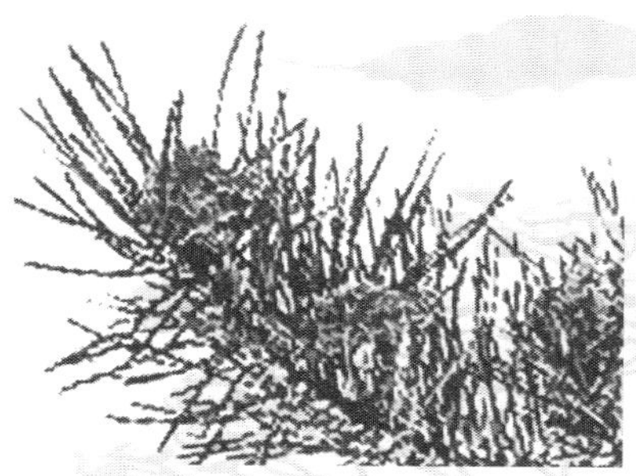

Otitis, Mittelohrentzündung

Einmal erzählte mir meine Babuschka, wie sie einem Mann mit eiternder Otitis (schmerzende oder vereiterte Ohren) und geplatztem Trommelfell geholfen hat. Sein Ohr nässte die ganze Zeit und ein unerträglicher Juckreiz quälte ihn. Die verabreichten Medikamente schlugen nicht an. Dann bildete sich im Gehörgang auch noch ein Polyp, der das Ohr verschloss, so dass er sein Hörgerät nicht mehr benutzen konnte. Die Entfernung des Polypen brachte nur kurzfristig Erfolg, da er sich innerhalb kurzer Zeit neu bildete.

Babuschka riet ihm, eine Woche lang nachts einen in Öl getauchten Wattetampon ins Ohr einzuführen. Das Ohr sollte er mit einem Wattebausch verschließen, damit nichts herauslaufen konnte. Morgens sollte er den Tampon entfernen und das Ohr mit Wodka abreiben. Eine Woche später hatte er seine Krankheit in der Tat vollständig vergessen! Das Ohr war sauber, trocken und vom Polypen blieb keine Spur. Und wie er anmerkte, hat sich sogar sein Gehör ein wenig verbessert.

Otitis

Wer unter Otitis leidet, erfährt mit einer **Ohrenspülung aus Lorbeerblättern** Linderung. Auf der Krim bekam ich folgendes Rezept:

> *Ich koche 1 Glas Wasser mit 5 Lorbeerblättern auf und lasse den Sud 2 bis 3 Stunden ziehen. Abseihen und jeweils 8 bis 10 Tropfen in das erkrankte Ohr träufeln. Außerdem können Sie 2 bis 3 Esslöffel der noch warmen Mixtur einnehmen. Das wiederhole ich 2- bis 3-mal täglich.*

Mittelohrentzündung

Bei Mittelohrentzündung empfehle ich eine pflanzliche Therapie. Als meine Freundin unter Schmerzen im Ohr litt, griff ich auf ein altes Rezept für ein **Dampfbad** zurück. Man nimmt einen großen Topf, gießt 5 bis 6 Liter Wasser hinein und lässt es aufkochen. Dann gibt man eine Handvoll folgender Kräuter hinzu: Salbei (Salvia officinalis), Minze (Mentha), Holunder (Sambucus), Wegwarte (Plantago major), Lindenblüten (Tilia cordata) und zerstoßene Dillsamen (Anethum graveolens). Manche Kräuter sind für den Magen oder für die Augen nicht gut bekömmlich, aber das wird durch die Dillsamen neutralisiert. Den Topf mit einem Deckel verschließen. Nun stellt man zwei Hocker in die Badewanne, einen niedrigen und einen mit normaler Höhe. In eine Schüssel gibt man kaltes Wasser und legt ein Handtuch bereit. Das wird benötigt, um nach dem Dampfbad Gesicht und Oberkörper schnell abzureiben. Den Topf mit dem Kräuteraufguss auf den niedrigen Hocker stellen. Am besten den Oberkörper frei machen und um die Hüften ein Handtuch schlingen, weil recht viel Wasser herabtropfen wird. Meine Freundin setzte sich auf den höheren Hocker und ich bedeckte ihren Kopf und den Kräutertopf mit einem großen Badetuch. Den Deckel ein wenig öffnen, Dampf strömt heraus und entfaltet seine Wirkung. Nach einiger Zeit den Deckel weiter öffnen. Man muss so viel wie möglich sowohl durch die Nase wie auch durch den Mund vom Dampf inhalieren, und abwechselnd das eine und das andere Ohr der Dampfquelle zuwenden. Erwachsene sollten 20 bis 25 Minuten unter Dampf inhalieren, Kinder 10 bis 12 Minuten. Nach der Anwendung das Badetuch entfernen und mit dem bereitgelegten Handtuch und kaltem Wasser schnell das Gesicht und den Oberkörper, jedoch nicht die Haare abreiben. Und ab ins Bett, zudecken und ausruhen. Falls nötig, wiederholen. Wir haben das Dampfbad nach zwei Tagen wiederholt, dann war alles gut. Mit dieser Anwendung werden auch die Nasenschleimhäute, der Rachen und die Ohren geheilt.

Angina, Mittelohrentzündung, Herpes
Ein alkoholischer **Auszug aus Schwarzwurzel** (Cynoglossum officinale) ist unser Familienheilmittel. Unsere Babuschka hat damit viele Krankheiten behandelt, und auch ich verwende ihn oft.

Ich schneide 200 Gramm Schwarzwurzel in kleine Stücke, so dass sie durch einen Flaschenhals passen, die Stücke gebe ich in eine 1-Liter-Flasche. Dann fülle ich diese ganz mit Wodka und lasse die Flasche 10 Tage lang ruhen. Die Menge reicht für ein Jahr. Bei Angina verwende ich 1 Teelöffel der Schwarzwurzelessenz auf 1 Glas warmes, abgekochtes Wasser und gurgle damit den Rachen 3- bis 4-mal täglich. Bei Mittelohrentzündung reibe ich damit die Haut hinter den Ohren ein. Nicht in die Ohren tröpfeln, das ist zu scharf. Bei Herpes betupfe ich die Stelle mit einem in die Essenz getauchten Wattestäbchen.

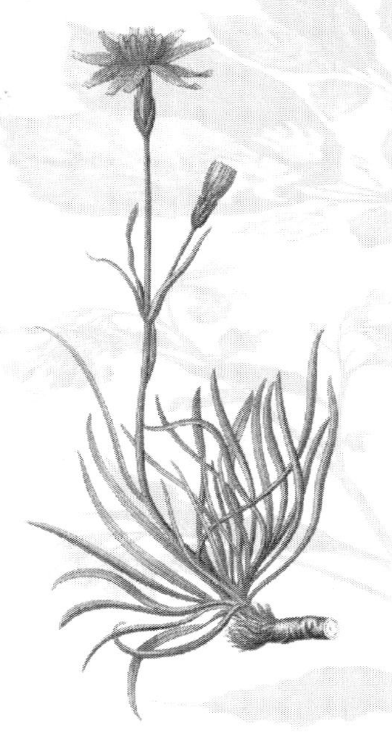

Angina
Ich möchte mein bewährtes Rezept gegen Angina empfehlen.

Ich verwende je 1 Esslöffel Aloe-Vera- (Aloe arborescens), Knoblauch- und Moosbeerensaft (Vaccinium vitis idaea) sowie 1 Esslöffel Honig und 1 Teelöffel Wodka und verrühre alles gut miteinander. Dann wickle ich sterile Watte oder Mull um den Zeigefinger, tunke ihn in die Mixtur und reibe damit die Mandeln sorgfältig ab. Diese Prozedur stündlich mit einer neuen Watte wiederholen, bis die Mixtur aufgebraucht ist. Nach einigen Stunden sinkt das Fieber, am nächsten Morgen ist die Angina spurlos verschwunden. Glauben Sie mir, diese Behandlung wirkt langfristig. Ich habe meine Tochter auf Anraten meiner Mutter bei einer Angina so behandelt, als sie vier Jahre alt war, und sie ist seither nie wieder an Angina erkrankt.

Wenn mein Enkelkind unter **Angina oder Pharyngitis (Rachenentzündung)** leidet, lasse ich sie, so wie mich die Babuschka gelehrt hat, mit einem **Sud aus Faulbeerblättern** (Pru-

Sud aus Faulbeerblättern
Blätter und klein geschnittene Zweige gieße ich mit Wasser auf, lasse sie aufkochen und abkühlen

nus padus) gurgeln. Das Gurgeln mit diesem Sud lindert übrigens auch Zahnschmerzen unter Zahnkronen.

Nachlassen des Gehörs, Ohrgeräusche

Ich möchte meine Erfahrung mit einem Hausmittel teilen, das bereits meine Urgroßmutter angewendet hat. Bei **Ohrgeräuschen** und **Nachlassen des Gehörs** tropft man 7 bis 8 Tropfen Mandelöl in den Gehörgang eines jeden Ohres. Die Prozedur wiederholt man täglich über einen Zeitraum von 30 Tagen. Dann 1 Monat pausieren und die Anwendung wiederholen.

Wohltuend bei **Ohrgeräuschen** ist eine **Öl-Weingeist-Emulsion mit Propolis.**

Zunächst muss man eine Essenz zubereiten: 40 Gramm fein geschnittene Propolis mit 100 Millilitern reinem Weingeist ansetzen und 1 Woche an einem warmen Ort ziehen lassen. Das Gefäß täglich schütteln. Nach dem Filtern die Essenz mit Mais- oder Olivenöl im Verhältnis 1:4 mischen. Vor dem Anwenden stets kräftig schütteln, einen Wattebausch damit beträufeln, in den Gehörgang einführen und dort 36 bis 48 Stunden lassen. Vorsicht, den Wattebausch nicht zu tief einführen, und nicht vergessen, ihn wieder herauszuziehen. Jeden zweiten Tag erneuern. Solange fortfahren, bis sich die Beschwerden bessern.

Ohrgeräusche und Geräusche im Kopf

Ohrgeräusche sind weit verbreitet und können sehr lästig sein. Um sie wieder los zu werden, muss man den Gehörgang regelmäßig mit einer **Wermutessenz** (Artemisia absinthium) beträufeln, die man am besten selbst zubereitet.

Man nimmt die Maitriebe des Wermuts und setzt 1 Teelöffel Wermut auf 100 Milliliter Wodka an. Die Essenz muss 2 Wochen lang ziehen. Wer Geräusche im Ohr hat, sollte Alkohol, Kaffee und Zucker möglichst meiden, weil diese Substanzen die Geräusche auslösen und verstärken können.

Oft gibt es auch Klagen über ein **Klingeln im Kopf**. Hier empfehle ich ein vielfach erprobtes Rezept. Dazu benötigt man die **Rinde von Eberesche** (Sorbus aucuparia).

Etwa 200 Gramm Rinde werden mit einem ½ Liter kochendem Wasser aufgebrüht und auf kleiner Flamme 2 Stunden lang geköchelt. Auf Zimmertemperatur abkühlen lassen, abseihen. Im Kühlschrank aufbewahren. Von der Lösung 2 bis 3 Schlucke 3-mal täglich 30 Minuten vor den Mahlzeiten trinken.

Außerdem kann man mit der Rinde einen **Auszug auf Wodka** ansetzen.

Dazu 5 Esslöffel gewaschene und getrocknete Rinde in ein 500-Milliliter-Einweckglas geben und bis zum oberen Rand mit Wodka auffüllen. 2 Wochen ziehen lassen, abseihen. 3-mal täglich werden je 35 bis 40 Tropfen 30 Minuten vor den Mahlzeiten eingenommen.

Die Kartoffel: Magenbeschwerden, Husten, Ekzem

Die **Kartoffel** (Solanum tuberosum) wurde im Laufe der Zeit zu einem unserer wichtigsten Grundnahrungsmittel. Fast täglich kommen in unseren Haushalten Kartoffeln auf den Tisch. Kaum ein anderes Lebensmittel kann auf so unterschiedliche Weise zubereitet werden, ohne dabei sein typisches Eigenaroma zu verlieren. In Kriegszeiten war die Kartoffel ein wichtiges Lebensmittel, um das Überleben zu sichern. Nach den Kriegsjahren verschwand die Kartoffel immer mehr. In den letzten 20 Jahren ist die Kartoffel mit ihren wertvollen Mineral- und Ballaststoffen, Vitaminen und wenigen Kalorien als Gesundmacher wieder stärker ins Blickfeld gerückt. Heute erinnern wir uns an die vielfältigen Zubereitungsformen, die diese Knolle zu einem reizvollen und schmackhaften Gemüse machen. Aber die Kartoffel kann noch viel mehr:

Wir, die Dorfkinder der Nachkriegszeit, haben die heilenden Eigenschaften der Kartoffel in vollen Zügen ausgekostet. Die meisten Erkältungskrankheiten, darunter Husten, aber auch Magen-Darm-Erkrankungen, behandelten unsere Urgroßmütter, Großmütter und Mütter mit Kartoffeln. Doch der Reihe nach.

Es ist eine altbekannte Tatsache, dass gekochte Kartoffeln harntreibend und leicht abführend wirken. Saft von rohen Kartoffeln wirkt ausgleichend auf die Magensäure, er senkt einen zu hohen Magensäurespiegel und hebt einen zu niedrigen. Erstaunlich, nicht wahr? Außerdem reguliert Kartoffelsaft die Darmtätigkeit, regelt den Stuhlgang bei Verstopfungen und stoppt Brechreiz, Übelkeit und Sodbrennen. Bei Magen- und Darmschmerzen wirkt Kartoffelsaft lindernd. Viele Menschen haben die außergewöhnlichen Fähigkeiten der Kartoffeln bei der Abheilung von Magengeschwüren am eigenen Leib erfahren.

Im zentralen Teil Russlands wurde der Saft von rohen Kartoffeln zur Behandlung starker Kopfschmerzen getrunken. Die wissenschaftliche Medizin hat dafür eine Erklärung. Frischer Saft aus rohen Kartoffeln enthält ein Mittel zur Senkung des arteriellen Blutdrucks. Der Saft hilft ebenso bei Gastritis. Zur **Vorbeugung von Magengeschwüren**, die besonders im Frühjahr und im Herbst vermehrt auftreten, ist es sinnvoll, 2-mal im Jahr eine **Kur mit Kartoffelsaft** durchzuführen, indem man 2-mal täglich je 50 Milliliter trinkt, und dies über 2 Wochen.

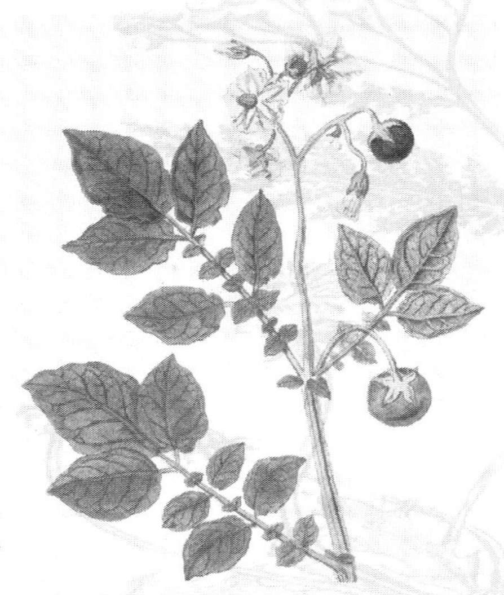

Die heilkundigen Dorffrauen verwendeten Kartoffeln bei **Hauterkrankungen** und besonders bei Ekzemen. Auf die betroffene Hautpartie wurde ein **Pflaster mit rohen Kartoffelscheiben** aufgelegt. Aus gekochten Kartoffeln, die, noch heiß, leicht zerdrückt wurden, bereiteten sie Kompressen für die Brust und den Rücken zu, die bei Erkrankungen der Atemwege hervorragend wirkten. In unserer Kindheit holte unsere Mutter oft einen gusseisernen Topf mit gekochten Kartoffeln aus dem Ofen, wir mussten dann, eingehüllt in ein Handtuch, 20 Minuten lang den **Kartoffeldampf** einatmen, um unseren **Husten zu lindern**. Und wir wehrten uns nicht dagegen, weil wir wussten, dass es tatsächlich hilft.
Und hier noch die Geschichte eines Geologen aus Sibirien, der unter Sodbrennen litt.

> *„In meiner Jugend arbeitete ich als Geologe bei einem Erkundungstrupp und es kam häufig vor, dass ich mich über einen langen Zeitraum unregelmäßig ernährte. Meist gab es nur Kalte Küche, gekocht wurde selten. Die Folge war ein schmerzhaftes Sodbrennen, das ich zunächst mit Speisesoda löschte. Später fand meine Frau in einer Zeitung ein Rezept für ein Hausmittel: Man muss eine Kartoffel fein reiben, den Saft ausdrücken und am Morgen auf nüchternen Magen ein Glas davon trinken. Der Geschmack ist nicht sehr angenehm, doch das Ergebnis hat alle Erwartungen übertroffen. Seit 1963 bis heute esse ich alles, worauf ich Appetit habe, auch Schwarzbrot und Sauerkraut. Ich halte keinerlei Diät, und dass ich einst unter Sodbrennen litt, habe ich völlig vergessen."*

Und noch ein Tipp:
Falls man mit Kartoffeln die **Magensäure** senken will, sollte man auf farbige Kartoffelsorten, zum Beispiel auf die aus der Ukraine stammende Dakus Round Purple mit ihrer violett-rosa gefleckten Schale, zurückgreifen.
Nebenhöhlenentzündungen können Sie auch mit Kartoffeln behandeln. Eine Kartoffel sorgfältig waschen, im Backofen backen und noch heiß auf die Nebenhöhlen auflegen. Die Schwellungen gehen zurück, Entzündungen klingen ab.

Zubereitung von Kartoffelsaft

Gewaschene und geschälte rohe Kartoffeln mit der Reibe oder im Fleischwolf zerkleinern, den Saft auspressen und abseihen. Den Saft täglich frisch zubereiten. Morgens und abends 20 Minuten vor den Mahlzeiten je ein ½ Glas trinken. Zur Vorbeugung die halbe Menge anwenden.

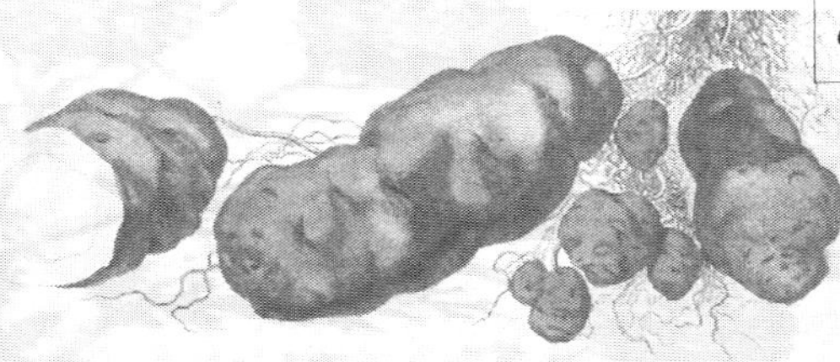

Magen-Darmtrakt

Gastritis
Außer Medikamenten und Diätvorschriften gibt es einige Hausmittel, die sich bei Magenproblemen bewährt haben wie ein Wässriger Auszug aus Propolis, der Kamillentee und Hagebuttenöl.

Wässriger Auszug aus Propolis
Propolis ist ein natürliches Antiseptikum. Es wirkt schmerzstillend und fördert die Wundheilung.

Einen Auszug kann man selbst zubereiten. 1 Teil Propolis, das 2 Stunden gekühlt und anschließend gerieben wurde, und 5 Teile Wasser bei 80 Grad Celsius im Wasserbad 15 bis 20 Minuten erwärmen, dabei ständig umrühren. Dann 6 Stunden an einen kühlen Ort stellen. Durch Filterpapier abseihen. 3 Wochen lang je 2 Teelöffel 1 Stunde vor den Mahlzeiten einnehmen.

Gastritis, Geschwür im Zwölffingerdarm, Erkrankung der Schilddrüse
Kurz bevor sie in Rente ging, erkrankte eine Frau im Dorf an Gastritis und einem Geschwür im Zwölffingerdarm. Keine Behandlung schlug an. Nach zwei Monaten waren die Schmerzen immer noch da. Mit der Zeit wurde sie sehr schwach. Babuschka empfahl ihr dieses Rezept: Man holt **Schlehdorn** (Prunus spinosa) aus dem Wald, die Fruchtansätze werden abgerissen und weggeworfen. Etwas Wasser hinzugießen und aufbrühen. Das Getränk ist bitter und zieht die Schleimhäute zusammen, so dass man es eigentlich nicht trinken mag. Man verdünnt es mit Wasser und fügt Zucker hinzu. Bei der Frau hatte sich nach einer Woche der Stuhlgang normalisiert, die Schmerzen ver-

Hagebuttenöl (Rosa cinnamomea)

Rund 100 ganze Hagebutten kleinschneiden, bei minimaler Hitze im Backofen trocknen (nicht höher als 40 Grad Celsius) oder ein paar Tage an der Luft trocknen lassen, in ein sauberes Glas geben, ein gutes naturreines Basisöl wie Olivenöl dazugießen und 1 Woche stehen lassen. Dann abseihen und gut durchfiltern, 1 Monat lang jeweils 1 Teelöffel 2-mal täglich 15 bis 20 Minuten vor den Mahlzeiten einnehmen.

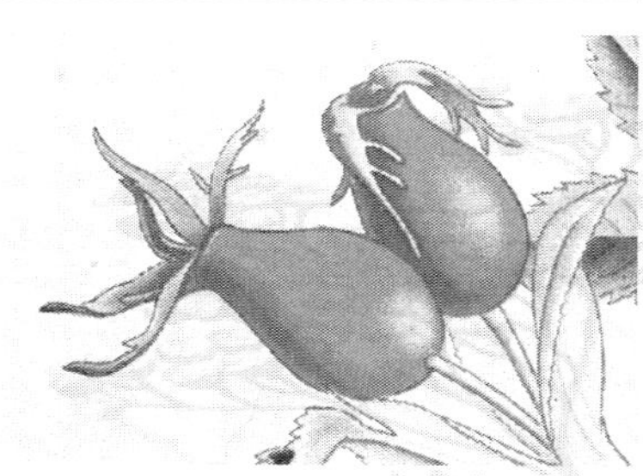

Kamillentee (Matricaria recutita)

1 Esslöffel Kamillenblüten (Matricaria recutita) mit 300 Milliliter kochendem Wasser brühen, abkühlen lassen, abseihen. Je 100 Milliliter 30 Minuten vor den Mahlzeiten 3-mal täglich trinken.

schwanden. Sie trank von Oktober bis Mitte Januar regelmäßig diesen **Schlehdornauszug** und hatte bald völlig vergessen, was Gastritis ist. Sie fühlte sich wieder leicht, hatte gute Laune und Freude an der Arbeit. Den Sud bereitete sie alle drei Tage frisch zu. Er wirkt allerdings stopfend und kann sogar zu Verstopfungen führen. Also vorsichtig damit umgehen.

Schlehdorn wird im Volksmund auch als Bocksbeere bezeichnet. Es ist ein dorniger Strauch, der am Wegrand wächst. Seine sauren, pflaumenblauen Beeren sind in der Naturheilkunde sehr beliebt. Die Schlehdornfrüchte reifen im September, und am besten isst man sie, wenn sie frisch sind. Für den Winter kann man sie trocknen und für Tee verwenden. Dieser Tee wirkt hervorragend bei Magenerkrankungen und verbessert die Motorik der Darmbewegung. Der größte Vorzug von Schlehdornbeeren ist ihr hoher Gehalt an Jod, deshalb empfehlen sie sich besonders bei **Erkrankungen der Schilddrüse**.

Sodbrennen

Sodbrennen kann man auf folgende Weise behandeln:

1 bis 2 Esslöffel Birkenholzasche mit 1 Liter kochendem Wasser aufbrühen, gut umrühren und ziehen lassen. 30 Minuten vor oder nach dem Essen je 1 bis 2 Esslöffel einnehmen.

Enteritis, Dickdarmentzündung

Der Winter ist die beste Jahreszeit, um die Zutaten für ein bemerkenswertes Hausmittel zu sammeln: **Zapfen der Erle** (Alnus). Im Frühling sammelt man die Rinde und die Blätter des Baums. Meist werden die dünnen Erlenzweige, an denen die Zapfen sitzen, abgeschnitten, die Zapfen werden dann abgepflückt und an einem warmen, gut gelüfteten Ort getrocknet.

In der Volksheilkunde ist die Heilwirkung der Erle (Alnus) seit Jahrhunderten bekannt. Den **Sud aus Zapfen** und Rinde und den **alkoholischen Auszug aus Erlenzapfen** wandten die Heilkundigen in den russischen Dörfern vorzugsweise bei Erkrankungen des Magen-Darm-Trakts an. Auch in unserer Zeit werden Heilmittel aus Erlenrinde und -zapfen bei akuter und chronischer Enteritis (Magen-Darm-Entzündung) und Gastroenteritis sowie bei Dickdarmentzündung eingesetzt. Bei Kranken, die unter Durchfall leiden, wird ein bemerkenswerter Heileffekt beobachtet, wenn sie den Auszug aus Erlenzapfen trinken.

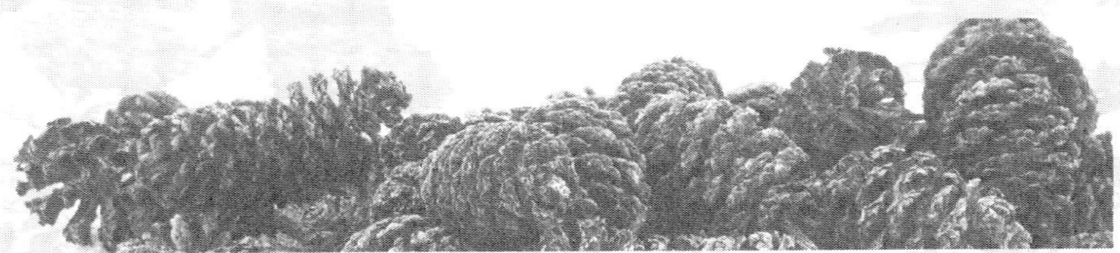

Aus Erlenrinde kann man auch einen wirksamen **Magentee** zubereiten, der gegen Durchfall hilft.

15 Gramm Erlenrinde 30 Minuten in 200 Milliliter Wasser kochen, 10 Minuten ziehen lassen, abseihen und je 50 Milliliter 3-mal täglich vor den Mahlzeiten trinken.

Als stärkendes und stopfendes Mittel für den Darm lässt sich die **Erle** gut mit anderen Heilpflanzen kombinieren, zum Beispiel **mit Schlangenknöterich** (Polygonum bistorta).

Für einen heilsamen Tee 2 Teile Zapfen mit 1 Teil der Wurzelknolle des Schlangenknöterichs vermischen. 1 Esslöffel der zerkleinerten Mischung mit 1 Glas kochendem Wasser aufbrühen, 1 Stunde ziehen lassen, abseihen. Bei Magen-Darm-Krankheiten, Reizdarm und Neigung zu Durchfall je 50 Milliliter 3-mal täglich 30 Minuten vor den Mahlzeiten einnehmen.

Sud aus Erlenzapfen

Für den Sud 2 Esslöffel Zapfen mit 500 Millilitern Wasser 30 Minuten lang kochen, 10 Minuten lang ziehen lassen, abseihen und je 50 Milliliter 3-mal täglich vor den Mahlzeiten heiß trinken.

Alkoholischer Auszug aus Erlenzapfen

Für den alkoholischen Auszug 1 Teil zerkleinerter Zapfen und 7 Teile Wodka 7 Tage lang ziehen lassen, abseihen. Bei schmerzhafter Magen-Darm-Entzündung davon je 1 Teelöffel in 1 Glas Wasser einrühren und 3- bis 4-mal täglich trinken.

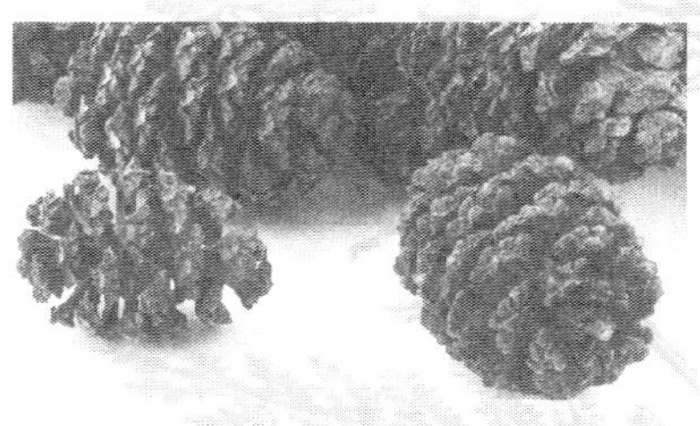

Verstopfung, Lebergeschwulst

Einen Strauch mit bunten Beeren nannten wir in der Kindheit „Wolfsbeere". Die Rinde war auffällig gefärbt und die Früchte hatten verschiedene Farben. Selbst im Spätherbst leuchteten sie noch rot und schwarz. Das ist der Faulbaum, genauer, der **Echte Faulbaum** (Frangula alnus). Babuschka nutzte seine Gaben wie folgt: Sie trocknete die Rinde an einem kühlen, luftigen Ort mindestens 1 Jahr lang. So bleibt die Heilwirkung der Rinde bis zu 5 Jahre erhalten. Im heutigen Alltag hat niemand so viel Geduld, und die Dörfler trocknen die Rinde im Backofen, bei einer Temperatur von 100 Grad Celsius 1 Stunde lang.

Die Wirkstoffe der Rinde haben einen sanften, doch zuverlässigen Abführeffekt. Die Wirkung setzt nach 10 bis 12 Stunden ein und hält recht lange an, wobei keine Beeinträchtigung damit einhergeht. Im Fall von **chronischer Darmträgheit** ist es zweckmäßig, zunächst eine **Behandlung mit Dost** (Origanum vulgare) vorzunehmen. Dost wirkt nicht nur beruhigend, sondern hat auch die Fähigkeit, die Spannung des Darms und seine Bewegungsaktivität zu erhöhen.

Man nimmt 2 Esslöffel Dost, brüht ihn mit einem ½ Liter Wasser auf, lässt ihn 1 Stunde lang ziehen und seiht ihn ab. 3 Wochen lang je 50 Milliliter von diesem Sud 3-mal täglich jeweils 30 Minuten vor den Mahlzeiten einnehmen. Anschließend den Sud der Echten Faulbeere anwenden. In der Volksmedizin wird dieser Sud auch bei Lebergeschwulsten angewandt.

Faulbeersud

Für den Faulbeersud 2 Esslöffel der zerkleinerten Rinde mit kochendem Wasser aufgießen und 30 Minuten kochen. 15 Minuten ziehen lassen, noch heiß abseihen. Ein ½ Glas morgens und abends trinken.

Magentee

Sie nehmen 2 Teile Faulbeerrinde (Frangula alnus), 1 Teil Minzeblätter (Mentha piperita), 2 Teile Kalmuswurzel (Acorus calamus), 1 Teil Baldrianwurzel (Valeriana officinalis). Alles muss getrocknet sein. 2 Esslöffel der Mischung mit einem ½ Liter Wasser aufbrühen, 10 Minuten kochen lassen, abseihen. Zur Regulierung der Darmtätigkeit je ein ½ Glas morgens und abends trinken.

Abführtee

3 Teile Ginsterblätter (Cassia acutifolia), 2 Teile Faulbeerrinde (Frangula alnus), 1 Teil Kreuzdorn (Rhamnus cathartica) und 1 Teil Lakritzwurzel (Glycyrrhiza glabra) mischen. 2 Esslöffel der Mischung mit kochendem Wasser aufgießen, 1 Stunde ziehen lassen, abseihen. Zur Erhöhung der Darmbewegung und zur Vorbeugung von Verstopfung je ein ½ Glas 2- bis 3-mal täglich trinken.

Hämorrhoidentee

Zwei Teile Faulbeerrinde (Frangula alnus), 2 Teile Floh-Knöterich (Polygonum persicaria), 1 Teil Kraut der Gemeinen Schafgarbe (Achillea millefolium) und 2 Teile Kamillenblüten (Matricaria recutita) mischen. 2 Esslöffel der Mischung mit 500 Millilitern Wasser aufkochen, 1 Stunde ziehen lassen. Bei Hämorrhoiden mit Komplikationen wie Blutungen oder Entzündungen je 50 Milliliter 3- bis 4-mal täglich vor den Mahlzeiten trinken.

Eher selten verwende ich ein **Mittel gegen Verstopfung**, das Babuschka immer selbst zubereitet hat. Ich drehe 100 Gramm Feigen, getrocknete Aprikosen und Pflaumen ohne Stein sowie ein Aloe-Vera-Blatt durch den Fleischwolf, füge 100 Gramm Honig hinzu und nehme 1 Esslöffel davon vor dem Schlafengehen und trinke dann noch 1 Glas Wasser.

Eine junge Mutter befragte eine heilkundige Alte dazu, wie sie ihrem Kind, dass aufgrund der Nahrungsumstellung auf künstliche Babynahrung unter **Verstopfung** litt und jedes Mal bei der Darmentleerung schrie, helfen könnte. Die Mutter erzählte dann: „Die Kräuterkundige riet mir, einen Aufguss aus den **Samen wilder Möhren** (Daucus carota) zuzubereiten und dem Jungen zu trinken zu geben. Die Samen gab es nicht in der Apotheke, so sammelte ich sie selbst. Zum Glück wächst dieses rettende Gewächs überall in Russland wie Unkraut im Feld. Ich nahm einen Esslöffel Samen, gab sie in eine Thermoskanne und begoss sie mit 1 Glas abgekochtem Wasser, ließ das Ganze die Nacht über ziehen. Nach dem Abseihen gab ich die Flüssigkeit meinem Kind zu trinken, je 2 Esslöffel 3-mal täglich. Als das Kind älter wurde, gab ich in alle Breis und Suppen etwas Leinsamenpulver, den Leinsamen (Linum) mahlte ich in der Kaffeemühle, etwa einen ½ Teelöffel pro Portion. Aus meinem Sohn ist ein kerngesunder Junge geworden, der keine Probleme mit dem Stuhlgang hat."

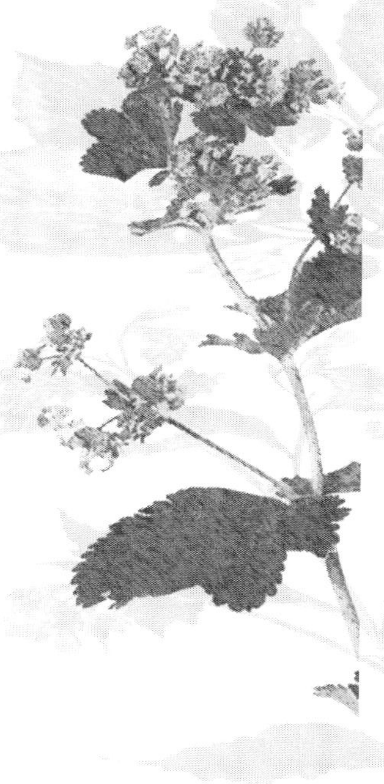

Einlagerung und Ablagerungen in den Gefäßen und inneren Organen

Arteriosklerose

Die Ablagerung von Schlacken in den Gefäßen und im Gehirn ist einer der Gründe für Arteriosklerose. Ich kenne von meiner Babuschka ein gutes **Hausmittel zur Vorbeugung gegen** diese **Ablagerungen**, das ich für den Frühsommer bestens empfehle.

> *Ich nehme an, jeder hat Petersilie in seinem Garten, Knoblauch und Meerrettich sicher auch. Ich nehme 6 bis 7 Zweige junger Petersilie und ein paar Lauchspitzen vom Knoblauch sowie 2 Blätter Meerrettichgrün. Ich hacke alles sorgfältig, füge ein wenig Salz und einen Esslöffel Pflanzenöl hinzu. Fertig ist ein heilkräftiger Salat! Ich esse ihn im Frühsommer 1 Monat lang täglich, 30 Minuten vor dem eigentlichen Frühstück.*

In der Volksmedizin gibt es mehrere wirksame Rezepte gegen **Arteriosklerose.**

> *Zum Beispiel Saft von Schwarzem Rettich (Raphanus sativus), man nimmt je 1 Teelöffel 2- bis 3-mal täglich 15 bis 20 Minuten vor den Mahlzeiten ein.*

Bei starker Arteriosklerose und normalem Blutdruck empfiehlt sich eine **Mischung aus Blüten und Blättern des Wiesenklees** (Trifolium pratense), die mit Weingeist (40 Prozent Alkoholgehalt) angesetzt wird. Für 20 Gramm Blüten 500 Milliliter Weingeist verwenden. 10 Tage ziehen lassen. Von der Mixtur 20 Milliliter 1-mal pro Tag vor dem Mittagessen oder der Nachtruhe zu sich nehmen.
Hohe Wirkkraft entfaltet **Pulver aus Zuckertang** (Saccharina latissima), eine Braunalgenart, von dem Pulver 1-mal täglich je einen 1/2 bis 1 Teelöffel nach einer Mahlzeit einnehmen.

Krampfadern (Gefäßerkrankung)
Sie leiden an Krampfadern. Pflücken Sie am Abend 3 Klettenblätter (Arctium lappa) und reiben Sie sie mit einem weichen Tuch ab. Ein Blatt legen Sie sich gleich auf den Kopf und befestigen es mit einem Tuch oder einer kleinen Mütze. Zwei Blätter befestigen Sie mit einer elastischen Binde an den Beinen, doch nicht auf der nackten Haut, sondern über einen Schutzstrumpf aus sterilem Mull, damit keine Allergien an den geschwollenen Venen entstehen. Die Blätter mit der Innenseite anlegen und fixieren. Sie erfahren spürbare Erleichterung. Beine mit kranken Venen jeden zweiten Tag behandeln.

Folgendes **Rezept** aus der Naturheilkunde notierte ich nach einem Gespräch mit einem Neurologen, der sich für alte Rezepte interessierte, die traditionell **zur Verringerung von sklerotischen Ablagerungen in den Gefäßwänden** eingesetzt wurden. Es ist ein erprobtes Rezept, und es funktioniert.

Mittel gegen Arteriosklerose

Von Heilkundigen wird Folgendes empfohlen: Frische Löwenzahnwurzeln (Taraxacum officinale) reiben, dann den Saft durch ein Mulltuch ausdrücken. Auf 100 Milliliter Löwenzahnwurzelsaft 15 Milliliter Weingeist (70 Prozent Alkoholgehalt), 15 Gramm Glyzerin und 20 Milliliter Wasser geben. Je 1 Esslöffel 3-mal täglich nach den Mahlzeiten einnehmen. Und hier eine Alternative: Gut getrocknete Löwenzahnwurzeln durch den Fleischwolf drehen oder in einer Schlagmühle zerkleinern und je 1 Esslöffel 2-mal täglich nach den Mahlzeiten einnehmen, zuvor mit Honig oder Konfitüre süßen. 2 Monate lang anwenden.

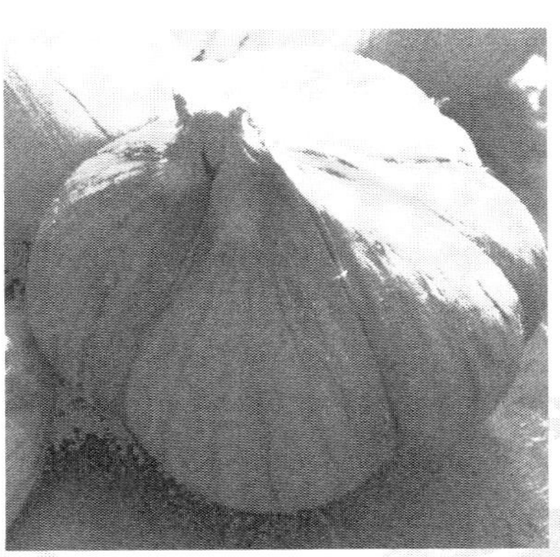

Zur Behandlung sind zwei Essenzen notwendig, nämlich alkoholische Auszüge aus Knoblauch und aus Propolis.

Für den Knoblauchauszug nehmen sie Winterknoblauch, der im Herbst gepflanzt worden ist, schälen ihn, füllen mit dem Knoblauch ein Einweckglas bis zum Rand und gießen Wodka auf. 3 Wochen stehen lassen.
Den Auszug mit Propolis bereiten Sie im Verhältnis von 30 Gramm zerkleinerter Propolis auf 100 Milliliter Weingeist mit 75 Prozent Alkoholanteil zu. 7 Tage stehen lassen.
10 Tropfen der Knoblauchessenz und 1 Teelöffel Propolisauszug auf ein ½ Glas Wasser 2-mal täglich jeweils 30 Minuten vor den Mahlzeiten einnehmen. So lange damit fortfahren, bis das gewünschte Ergebnis erzielt ist.

Durchblutungsstörung im Gehirn

Babuschka war fest überzeugt, dass die Natur kein besseres Mittel gegen Hirnverkalkung geschaffen hat, als **Wiesenklee** (Trifolium pratense).

Mitte Mai, wenn der Klee auf den Feldern blüht, pflückt man seine rosa Blüten und trocknet sie an einem schattigen Ort, damit ihre hübsche Blütenfarbe erhalten bleibt. Dann ein Literglas zur Hälfte mit den Blüten füllen, mit einem ½ Liter Wodka aufgießen und an einen dunklen Ort stellen. 2 Wochen später ist der Kräuterauszug fertig. Wenn man den Deckel abnimmt, steigt einem das Aroma einer blühenden Wiese in die Nase. Der Geschmack ist ebenfalls einzigartig, die unangenehme Alkoholschärfe ist fast völlig verschwunden. Man nimmt 1 Löffel am Tag vor dem Mittagessen oder am Abend ein. Eine Kur dauert 3 Monate. Nach zweiwöchiger Pause wiederholen.

Die Kur hilft sehr gut bei von Kopfschmerzen begleiteter Arteriosklerose sowie bei Geräuschen oder Klängen im Kopf. Die Symptome verschwinden ziemlich schnell. Die Essenz aus Klee hat noch eine weitere hervorragende Eigenschaft: sie senkt den inneren Schädeldruck. Meist genügt eine Kur alle 3 Jahre.

Folgen eines Schlaganfalls

Einmal wandte sich der Dorfbriefträger an Babuschka. Er hatte einen Schlaganfall, ein Arm und ein Bein waren danach gelähmt. Das andere Bein schwoll durch die hohe Belastung an, Schmerzen hatte er auch. Er schlief sitzend im Sessel, und am Morgen fiel es ihm immer schwerer, auf die Beine zu kommen und zu laufen. Babuschka empfahl ihm, die vom Arzt verschriebene Physiotherapie, insbesondere die Elektrostimulationen, fortzusetzen, doch zusätzlich **Fußbäder mit ihrer Kräuterkomposition** anzuwenden. Diese wirken beruhigend auf das Nervensystem und stärken den Organismus.

Man verwendet dafür Dost (Origanum vulgare), Pfefferminze (Mentha piperita), Birkenblätter (Betula pendula), Quendel (Thymus serpyllum), Herz-

gespann (Leonurus quinquelobatus) und Kiefernnadeln. Man mischt Kräuter und Blätter zu gleichen Teilen und gibt 3 Liter Wasser auf 10 Esslöffel der Mischung. Aufbrühen, ziehen lassen, abseihen und warm (37 bis 40 Grad Celsius) als Fußbad verwenden. Die Badezeit allmählich von 5 bis 7 Minuten auf bis zu 15 Minuten verlängern, aber auf keinen Fall länger. Nach dem Bad die Füße kalt abduschen, das Wasser sollte keinen Schock, sondern einen Wohlfühleffekt hervorrufen. Jeden zweiten Tag über einen Zeitraum von 30 Tagen anwenden. Statt Fußbädern kann man auch Ganzkörperbäder nehmen.

Zystitis (Blasenentzündung)

Im Vorwort habe ich über meine schwere Blasenentzündung in meiner Jugend geschrieben. Hier nun das Rezept, das half, mich zu kurieren.

Man nimmt 2 Esslöffel zerkleinerte Blätter oder Zweige der Roten Johannisbeere, begießt sie mit 1 Glas abgekochtem Wasser und lässt sie 30 Minuten im köchelndem Wasserbad ziehen. Dann 3 Stunden stehen lassen, abseihen und bei akuter Zystitis stündlich 1 Teelöffel der Tinktur einnehmen.

Wirksam sind bei Blasenentzündung auch zerstoßene **Hopfenzapfen.**

2 Esslöffel Hopfenzapfenpulver mit 1 Glas Wasser aufbrühen und 1 Stunde ziehen lassen. Babuschka empfahl, 7 Tage lang vor jeder Mahlzeit je 1 Esslöffel einzunehmen.

Bei akuter Blasenentzündung helfen Sitzbäder mit dem **Kraut des Acker-Schachtelhalms** (Equisetum arvense).

Ablagerung von Salzen, Nieren- und Blasensteine

Babuschka sagt, dass sich im Lauf des Lebens Ablagerungen verschiedener Salze im Körper ansammeln. Darunter leiden die Gelenke und die Wirbelsäule, aber Schlacken und Steine bilden sich auch in den inneren Organen. Alle diese unangenehmen Ablagerungen können von einer **Essenz aus der Rinde von Wacholderwurzeln** (Juniperus communis) aufgelöst und schmerzfrei aus dem Körper ausge-

Sitzbäder mit dem Kraut des Acker-Schachtelhalms

Auf 3 Liter Wasser kommen 100 Gramm frischer Feldschachtelhalm (für ein Sitzbad brauchen Sie etwa 9 Liter Wasser). Das Kraut mit kochendem Wasser aufbrühen, 2 Stunden ziehen lassen. Wenn die Flüssigkeit auf 38 Grad Celsius abgekühlt ist, in eine Schüssel oder kleine Wanne gießen und ein 15-minütiges Sitzbad machen. Alle zwei Tage über einen Zeitraum von 30 Tagen anwenden.

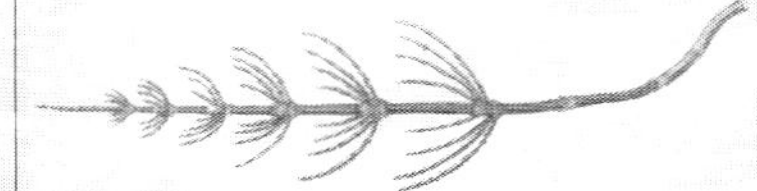

schwemmt werden. Den Auszug 4 Monate lang anwenden, dabei jeweils nach 20 bis 25 Tagen 5 Tage Pause einlegen.

Hier noch weitere Rezepte für Hausmittel, die meine Babuschka empfahl, um **Nieren- oder Blasensteine** los zu werden:

„Ich zerstoße die Samen von Wilder Möhre (Daucus carota) zu Pulver. 2 Esslöffel brühe ich mit 600 Millilitern kochendem Wasser auf und lasse den Sud ziehen, wobei ich den Topf in eine warme Decke wickle. Man trinkt den Sud warm, ein ½ Glas 5- bis 6-mal täglich vor den Mahlzeiten. Bewährt haben sich Petersilienwurzeln und -blätter. Je 1 Teelöffel fein geschnittene Wurzeln und gehackte Petersilienblätter mit 1 Glas kochendem Wasser brühen und ziehen lassen. Je 1 Glas 3-mal täglich vor den Mahlzeiten in kleinen Schlucken trinken. Im Winter kann man sich mit getrockneter Petersilie behelfen.

Eine andere Variante: Ich mische 1 Esslöffel Blüten vom Steinkleekraut (Melilotus officinalis), je 2 Esslöffel Bärentraubenblätter (Arctostaphylos uva-ursi) und Hagebuttenblüten (Rosa cinnamomea), 3 Esslöffel Wacholderbeeren (Juniperus communis), 4 Esslöffel Brennnesselblätter (Urtica dioica) und 5 Esslöffel zerstoßene Hagebutten (Rosa cinnamomea). 1 Esslöffel der Mischung brühe ich mit 300 Millilitern kochendem Wasser auf. Davon trinke ich je 150 Milliliter warm 2-mal täglich mit Honig.

Auch dieser Tee hat eine gute Wirksamkeit: Ich brühe abends 1 Esslöffel Kraut der Besenheide (Calluna vulgaris) mit einem ½ Liter kochendem Wasser auf und seihe es am nächsten Morgen ab. Ich nehme davon je 100 Milliliter 3-mal täglich vor dem Essen ein.

Es gibt also viele Möglichkeiten und man kann ausprobieren, was einem am besten bekommt. Ich möchte darauf hinweisen, dass Tee beziehungsweise Sud täglich frisch zubereitet werden sollte. Eine Kur dauert 6 Wochen. Neben dem Kräutertee trinke ich frisch gepresste Säfte.

Ich verdünne den Saft einer mittelgroßen Zitrone mit Wasser und trinke es in mehreren kleinen Schlucken. Gesund ist auch eine Mischung aus

Auszug aus der Rinde der Wacholderwurzel

Babuschka bereitete den Auszug folgendermaßen zu: Sie streute 25 bis 30 Gramm Wacholderwurzelrinde in eine Halbliterflasche Wodka und stellte die Flasche 15 Tage bei Zimmertemperatur an einen dunklen Ort. Die Flasche muss jeden Tag geschüttelt werden. Die Essenz nimmt man morgens und abends (oder 3-mal täglich) je 1 Esslöffel 20 bis 25 Minuten vor den Mahlzeiten ein. Für einen vollständigen Behandlungszyklus werden insgesamt 5 Flaschen benötigt. Man kann die Wacholderwurzelessenz auch vorbeugend anwenden.

Möhren-, Rote Bete- und Gurkensaft. Davon trinke ich 3- bis 4-mal täglich ein ½ Glas.

Im Frühling, wenn der Saft in die Birken steigt, trinke ich unbedingt 3-mal täglich vor dem Essen 1 Glas Birkensaft. Rund vier Wochen lang, zwischen Anfang April und Mitte Mai, ‚pumpen' die Birken die im letzten Sommer gespeicherte Nahrung aus den Wurzeln in die Knospen. Dann werden sie von vielen Bauern oder Städtern zur Ader gelassen. Man ‚melkt' die Birke vor allem für den Hausgebrauch – und das schon seit Jahrhunderten, denn dem Saft werden zahlreiche positive Gesundheitswirkungen nachgesagt. Er wirkt harntreibend und hilft, Steine und Sand aus den Nieren und der Harnblase auszuscheiden."

Hier noch einige **Kräuterteemischungen, die bei Nieren- und Blasensteinen helfen.** Ich empfehle, zunächst eine auszuwählen, und wenn die Behandlung langwieriger sein sollte, nach etwa 6 Wochen zu einer anderen Mischung zu wechseln.

Tee 1. *Ich mische je 2 Esslöffel Wermutkraut (Artemisia vulgaris), Kraut des Feldschachtelhalms (Equisetum arvense), Dillsamen (Anethum graveolens) und je 3 Esslöffel Bärentraubenblätter (Arctostaphylos uva-ursi) und Samen der Wilden Möhre (Daucus carota). 2 Esslöffel der Teemischung mit 2 Glas Wasser aufbrühen, 5 Minuten auf kleiner Flamme kochen, 1 Stunde ziehen lassen, abseihen. Je ein ½ Glas 4-mal täglich jeweils 1 Stunde vor dem Essen trinken.*

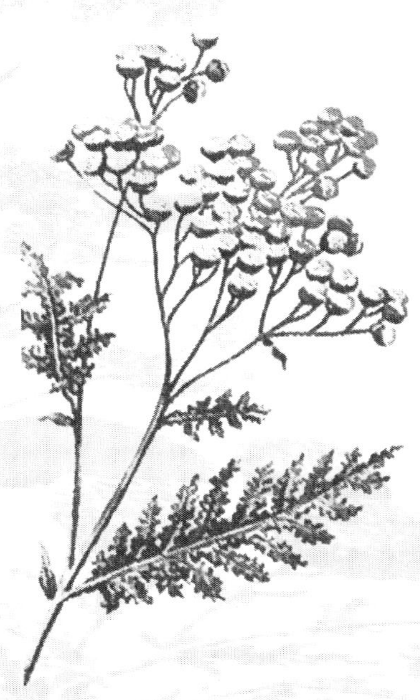

Tee 2. *Ich nehme 2 Esslöffel Rhabarberwurzel (Rheum palmatum), 3 Esslöffel Blüten der Sand-Strohblume (Helichrysum arenarium), 4 Esslöffel Schafgarbenkraut (Achillea millefolium) und mische alles. 1 Esslöffel der Mischung mit 1 Glas kochendem Wasser überbrühen, 1 Stunde ziehen lassen. Ich trinke je ein ½ Glas 2-mal täglich 30 Minuten vor Mahlzeiten.*

Tee 3. *Ich mische je 2 Esslöffel Wucherblumenblüten (Tanacetum vulgare) und Kraut des Feldschachtelhalms (Equisetum arvense), je 4 Esslöffel Kraut von Gemeinem Odermennig (Agrimonia eupatoria), auch Ackerkraut genannt, Moosbeerenblätter (Vaccinium vitis idaea), Wurzeltriebe von Sumpf-Kalmus (Acorus calamus) und Wurzeltriebe der Quecke (Elytrigia repens). Ich brühe 1 Esslöffel der*

Teemischung mit 1 Glas kochendem Wasser auf und lasse es 1 bis 1,5 Stunden ziehen. Ich trinke je 1 Glas morgens zum Frühstück und am Abend.

Tee 4. *Ich verwende je 4 Esslöffel Hagebutten (Rosa cinnamomea), Hauhechelnwurzel (Ononis arvensis), Adoniskraut (Adonis vernalis) und 5 Esslöffel Wacholderbeeren (Juniperus communis). Ich mische alles und brühe 1 Esslöffel der Mischung mit 1 Glas kochendem Wasser auf, lasse es 1 Stunde ziehen und trinke 2 Gläser von diesem Aufguss über den Tag verteilt.*

Tee 5. *Ich verwende je 2 Esslöffel Ginsterblätter (Genista tinctoria), Wacholderbeeren (Juniperus communis), Preiselbeerblätter (Vaccinium vitis idaea), Kraut vom Vogelknöterich (Polygonum aviculare) und 4 Esslöffel Kraut vom Feldschachtelhalm (Equisetum arvense). Ich vermische alles und brühe 1 Esslöffel mit 1 Glas kochendem Wasser auf, lasse es 1 Stunde ziehen. Jeweils 1 Glas des Tees trinke ich morgens zum Frühstück und abends vor dem Schlafengehen.*

Wunderwirkung des Weißdorns

Herzrhythmusstörungen, Stimulierung des Herzmuskels, Senkung des Blutdrucks, Senkung des Cholesterinspiegels im Blut, Arterienverkalkung

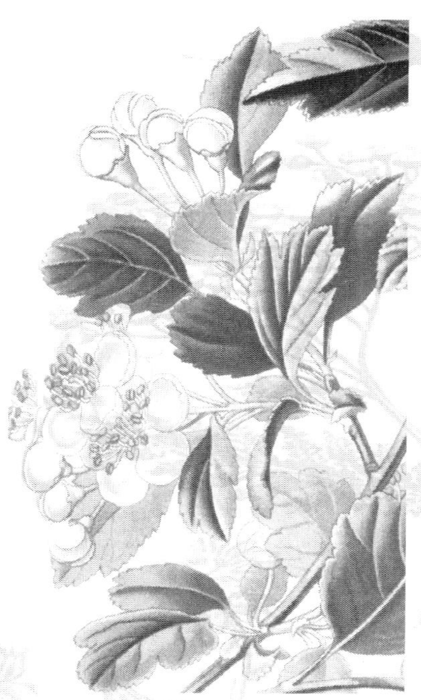

Seit Jahrhunderten ist bekannt, dass **Weißdorn** (Crataegus) wohltuend auf viele Funktionen des Organismus wirkt, am effektivsten auf das Herz-Kreislaufsystem. Er ist in gemäßigten Klimazonen weit verbreitet, und die Heilkundigen in den Dörfern konnten sich nicht vorstellen, Alltagskrankheiten wie Herz-Kreislauferkrankungen, Bluthochdruck, durch Herzschwäche bedingte Atemnot, Blutandrang im Kopf und starke seelische Erschütterungen ohne Weißdorn zu behandeln. Bereits im alten Russland wendeten die heilkundigen Frauen eine Essenz aus Blüten und Früchten des Weißdorns an, die sie auf Wodka ansetzten. Inzwischen ist auch medizinisch erwiesen, dass Weißdorn den Blutdruck senkt, den Schlaf verbessert, das zentrale Nervensystem beruhigt und die Durchblutung der koronaren Blutgefäße des Gehirns stärkt.

Besonders wohltuend scheint Weißdorn bei Herzrhythmusstörungen zu wirken. Der alkoholische Auszug aus Weißdornblüten kann zur allgemeinen Stärkung der Herzmuskulatur und zur Vorbeugung von Herzkreislauferkrankungen verwendet werden. Weißdornpräparate lassen sich gut mit anderen Heilpflanzen kombinieren, insbesondere mit Baldrian (Valeriana officinalis), Hagebutten (Rosa cinnamomea) und getrocknetem Sumpf-Ruhrkraut (Gnaphalium uliginosum). Nicht vergessen darf man die Wirkung von Weißdornessenz bei Arterienverkalkung.

Anwendungen, die meine Babuschka empfiehlt:

Bei Herzschwäche: *1 Esslöffel Weißdornblüten mit 1 Glas kochendem Wasser aufbrühen, 1 Stunde in einem verschlossenen Gefäß ziehen lassen, abseihen. 3 Esslöffel des Suds 3- bis 4-mal täglich 30 Minuten vor den Mahlzeiten einnehmen.*

Bei Herzrhythmusstörungen: *1 Esslöffel zerkleinerte Weißdornblüten mit 1 Glas Wodka ansetzen, 7 Tage ziehen lassen, abseihen. Jeweils 20 bis 30 Tropfen 3-mal täglich vor den Mahlzeiten einnehmen.*

Bei Herzrhythmusstörungen *können Sie auch einen Auszug von Baldrian und Weißdorn zu gleichen Teilen mischen. 3-mal täglich jeweils vor den Mahlzeiten 20-30 Tropfen einnehmen.*

Zur Unterstützung bei der **Rekonvaleszenz nach einem Herzinfarkt** *trinkt man einen Sud aus zerkleinerten Weißdornblüten, Blättern des Herzgespanns (Leonurus quinquelobatus), Sumpf-Ruhrkraut (Gnaphalium uliginosum) und Kamillenblüten (Matricaria recutita), die man im Verhältnis 4:4:4:1 mischt. 2 Esslöffel der Mischung mit 500 Milliliter kochendem Wasser aufbrühen, 30 Minuten ziehen lassen, abseihen. 3-mal täglich 50 Milliliter vor den Mahlzeiten einnehmen, besonders wenn Herzschmerzen nach einem Infarkt zu spüren sind.*

Weißdorn ist unersetzlich, wenn es um die **Vorbeugung von Herz-Kreislauferkrankungen** bei älteren Menschen geht. Er hat die einzigartige Eigenschaft, die Arterien des Hirns und des Herzens zu erweitern, was für die Vorbeugung eines Infarktes wichtig ist. Hier zwei Rezepte meiner Babuschka zur vorbeugenden Anwendung:

500 Gramm reife Weißdornbeeren mit einem Holzstößel zerdrücken, 100 Milliliter Wasser hinzugeben, auf 40 Grad Celsius erhitzen und dann den Saft auspressen. 1 Esslöffel Saft zur Prophylaxe von Herz-Kreislauferkrankungen 3-mal täglich 30 Minuten vor den Mahlzeiten einnehmen.

1 Esslöffel getrocknete Weißdornbeeren mit 1 Glas kochendem Wasser aufbrühen, 2 Stunden an einem warmen Ort ziehen lassen, man kann eine Thermoskanne dafür verwenden. Abseihen. Zur allgemeinen Stärkung der Herzmuskulatur 1 bis 2 Esslöffel 4-mal täglich jeweils 30 Minuten vor den Mahlzeiten einnehmen.

Und noch einen Tee gegen Herzschmerzen empfahl meine Babuschka aus Kraut vom Vogelknöterich (Polygonum aviculare), Herzgespann (Leonurus quinquelobatus), Weißdorn (Crataegus) und Acker-Schachtelhalm (Equisetum arvense) gut mischen. Der Tee kräftigt die Herzmuskulatur und wirkt gefäßerweiternd.

Bluthochdruck

Heilen sie sich mit **Honig**! Sie werden es nicht bereuen. Die regelmäßige Anwendung von Honig wirkt sich auf den Körper bis ins hohe Alter günstig aus.

Bei **Bluthochdruck** empfiehlt meine Babuschka:

300 Gramm Honig mit 300 Gramm zerriebenen gefrorenen Beeren vom Schneeballstrauch (Viburnum opulus) mischen. Diese Mischung muss im Kühlschrank aufbewahrt werden. Ich nehme davon 1 Esslöffel 3-mal täglich 1 Stunde vor den Mahlzeiten. Nach 6 Wochen lege ich eine Pause von 6 Wochen ein, dann wiederhole ich die Honig-Schneeballstrauchbeeren-Kur.

Bei einer anderen Rezeptur zerdrücke ich 200 Gramm gefrorene Beeren vom Schneeballstrauch mit einem hölzernen Stößel, gieße 1 Liter kochendes Wasser zu und lasse alles 10 Minuten bei kleiner Hitze sieden. Abseihen, abkühlen lassen und 100 Gramm Honig unterrühren. Ich nehme davon 2 Monate lang 3-mal täglich je 100 Milliliter 30 Minuten vor den Mahlzeiten. Nach 15 Tagen Pause wiederhole ich die Anwendung.

Tee gegen Herzschmerzen

Je 1 Esslöffel Kraut vom Vogelknöterich (Polygonum aviculare), Herzgespann (Leonurus quinquelobatus), Weißdorn (Crataegus) und Acker-Schachtelhalm (Equisetum arvense) gut mischen. 1 Esslöffel der Mischung mit 1 Glas kochendem Wasser aufbrühen. Ein ½ Glas 2-mal täglich trinken. Der Tee kräftigt die Herzmuskulatur und wirkt gefäßerweiternd.

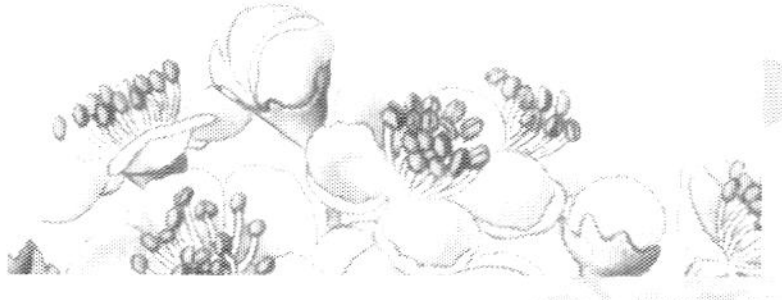

Hausmittel gegen Bluthochdruck

Babuschka empfiehlt zudem folgendes Hausmittel gegen Bluthochdruck. Sie mischte 300 Milliliter Zwiebelsaft mit 300 Gramm Honig. Von der Mischung muss man 1 Esslöffel 3-mal täglich vor dem Essen einnehmen. Wenn sie aufgebraucht ist, eine Pause einlegen, und das Mittel neu zubereiten. Diesmal 500 Milliliter Zwiebelsaft und 500 Gramm Honig nehmen. Der Blutdruck wird sich normalisieren.

Um **Bluthochdruck zu senken,** empfahl Babuschka einen besonderen Tee.

In einer Tasse Grünen Tee aufbrühen, jedoch nicht mit Wasser, sondern mit kochender Milch. Ein Teelöffel Grüner Tee kommt auf eine Tasse Milch, 15 Minuten ziehen lassen, durch ein Sieb abgießen. Diesen Tee muss man mindestens 3 Monate lang täglich trinken, und zwar abends, doch nicht später als 3 Stunden vor dem Zubettgehen. Das Getränk wirkt harntreibend. Es reinigt sehr gut die Leber, unterstützt die Durchblutung und normalisiert den Stoffwechsel sowie den Blutdruck.

Wenn meine Tante spürt, dass ihr **Blutdruck ansteigt**, gibt sie 1 Esslöffel fein gemahlenen Buchweizen in ein ½ Glas Kefir und trinkt es in einem Zug aus. Das Buchweizenmehl sammelt die Feuchtigkeit im Organismus und der Blutdruck senkt sich.

Und auch diese Rezeptur hilft:

Je 1 Glas Saft aus Roter Bete, Karotten und Meerrettich, den Saft einer ausgepressten Zitrone und ein Glas Honig mischen. Nehmen Sie einen Esslöffel 2- bis 3-mal täglich 1 Stunde vor der Mahlzeit ein.

Als Mittel zur Linderung und zur Vorbeugung von Bluthochdruck im fortgeschrittenen Stadium sind die Beeren und der Saft der wildwachsenden **Schwarzen Apfelbeere** (Aronia melanocarpa) sehr wirksam. Ich nehme über einen Zeitraum von 2 bis 4 Wochen 30 Milliliter Saft 3-mal täglich 30 Minuten vor den Mahlzeiten zu mir. Von den Früchten esse ich eine Handvoll ebenfalls 30 Minuten vor den Mahlzeiten.

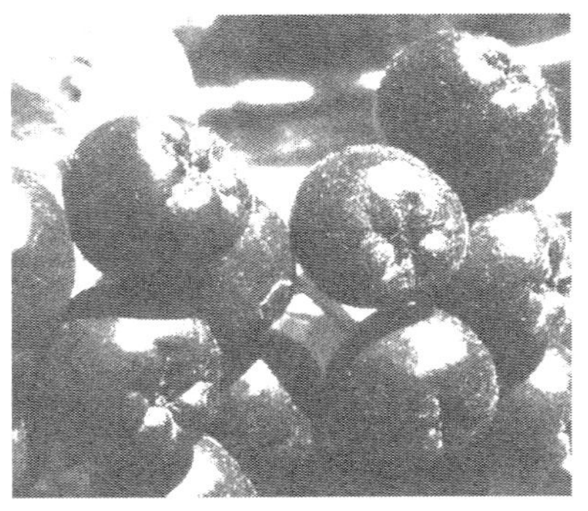

Außerdem sei diese **Kräuterkomposition** empfohlen:

Je 1 Teil Birkenblätter (Betula pendula), Blütenblätter der Weißen Rose (Rosa damascena), das Kraut vom Echten Steinklee (Melilotus officinalis), die Samen der Gewöhnlichen Kugeldistel (Echinops ritro), Süßholzwurzel (Glycyrrhiza glabra), je 2 Teile Lindenblüten (Tilia cordata), Himbeeren (Rubus idaeus), Huflattichblätter (Tussilago farfara), Blätter der Großen Wegwarte (Plantago major), je 3 Teile Triebe vom Feld-Schachtelhalm (Equisetum arvense), Kraut von Echter Betonie (Betonica officinalis), auch Heilziest und Pfaffenblume genannt, Dillsamen (Anethum graveolens) und Melissenkraut (Melissa officinalis), 4 Teile Blüten und Früchte des Blut-Weißdorns (Crataegus sanguinea), je 5 Teile Hagebutten (Rosa cinnamomea) und Kraut von Sand-Strohblume (Helichrysum arenarium) sowie 6 Teile Sumpf-Ruhrkraut (Gnaphalium uliginosum). 1 Esslöffel der Mischung mit 500 Millilitern kochendem Wasser aufbrühen, 10 Minuten auf kleiner Flam-

me sieden und 1 Stunde ziehen lassen. Je 150 Milliliter 3-mal täglich 10 bis 15 Minuten vor den Mahlzeiten trinken.

Ангина
Смешать в равных частях чеснок и мёд. Дать настояться несколько часов и принимать по чайной ложке как можно чаще.

Interessant ist, dass in Sibirien der Anteil an Herz-Kreislauferkrankungen sehr gering ist. Bluthochdruck, Herzinfarkt und Schlaganfälle sind hier relativ selten. Das liegt vielleicht an der Tradition, die in den sibirischen Familien gepflegt wird, dass sich die Familienmitglieder abends vor dem Schlafengehen 15 bis 20 Minuten lang gegenseitig den Rücken im Bereich der Halswirbelsäule massieren. Die Massage soll Verspannungen lockern, aber unbedingt weich und sanft sein.

Um **Bluthochdruck vorzubeugen**, werden in der sibirischen Volksmedizin verschiedene pflanzliche Mittel verwendet. Hier sind einige Rezepte für Kräutermischungen, aus denen Kräutertees gegen Bluthochdruck zubereitet wird:

- Je 1 Esslöffel Baldrianwurzel (Valeriana officinalis), Kraut von Herzgespann (Leonurus quinquelobatus), Quendel (Thymus serpyllum) und Pfefferminze (Mentha piperita) mischen und mit 500 Millilitern Wasser aufkochen, abkühlen lassen und filtern. Davon 100 Milliliter vor dem Schlafen trinken.

- Morgens auf nüchternen Magen einen Tee aus Pfefferminze (Mentha piperita) oder Melisse (Melissa officinalis) trinken. 1 Teelöffel Kräuter auf 200 Milliliter kochendes Wasser geben. 30 Minuten später einen Aufguss aus Sand-Strohblumen (Helichrysum arenarium) und Schafgarbe (Achillea millefolium) trinken. Dafür 1 Esslöffel Kräuter mit 1 Liter kochendem Wasser aufbrühen und ein ½ Glas davon trinken. Und wieder 30 Minuten später kann man sich an den Frühstückstisch setzen.

- 1 Teelöffel Dillsamen (Anethum graveolens) in einem Emaillegefäß mit 2 Glas kochendem Wasser aufbrühen und 5 Minuten auf kleiner Flamme köcheln, anschließend 30 Minuten ziehen lassen, abseihen und je 130 Milliliter 3-mal täglich 30 Minuten vor den Mahlzeiten trinken.

Eine Frau verriet mir das Rezept eines alten Hausmittels, mit dem sie ihren **Bluthochdruck** bezwang und gleichzeitig ihre **schmerzenden Gelenke** kurierte.

1 Kilogramm Moosbeeren mit 1 Liter Honig mischen und eine Woche lang ziehen lassen. Anschließend 1 Kilogramm Zwiebeln und eine ½ ungeschälte Zitrone durch den Fleischwolf drehen und untermischen. Weitere 10 Tage ziehen lassen. Je 1 Esslöffel morgens und abends vor dem Essen einneh-

men und heißes Wasser nachtrinken. Dieses Hausmittel senkt den Blutdruck, reinigt den Organismus von Fett- und Kalkablagerungen, beugt Herzinfarkt, Schlaganfall und Arterienverkalkung vor und verbessert das Sehvermögen.

Das folgende Rezept gegen **Bluthochdruck** notierte ich in Wladiwostok. Der Mann, der es mir verriet, hatte es von seinem aus Japan stammenden Großvater. Hier seine Erzählung:

„Als meine Mutter 40 Jahre alt war, litt sie unter zu hohem Blutdruck. Nachdem ich einen Stapel Ratgeber gewälzt hatte, entschloss ich mich, meine Mutter mit einer japanischen Magnettherapie zu behandeln. Ich verwendete einen Magneten von 20 Millimeter Länge und 4 Millimeter Dicke, er konnte 50 Gramm Gewicht tragen. Den Magneten befestigte ich an einem Uhrenarmband und bat die Mutter, das Armband am rechten Handgelenk zu tragen, mit dem Magneten auf den Puls gerichtet. Nach einigen Tagen wollte ich wissen, wie sie sich fühlt. ‚Mir scheint, dass an der Stelle, wo der Magnet ist, der Arm nach unten gezogen wird', antwortete sie. So seltsam es klingt, ihr Blutdruck normalisierte sich auf fast ideale 120 zu 70. Und so blieb er auch. Meine Mutter ist jetzt 90 Jahre alt. Die Ärzte wundern sich. Als ich 60 Jahre alt war, machte mein Blutdruck große Sprünge, so trug ich ebenfalls das Magnetarmband am rechten Handgelenk. Der Blutdruck hat sich schnell normalisiert. Ich habe mich davon überzeugt, dass die alte japanische Therapie ausgezeichnet funktioniert."

Harnwegerkrankungen, Diabetes, Prellungen, Bluthochdruck

Bienenfall

In der russischen Volksmedizin ist ein Hausmittel weit verbreitet, das „Totenfall" genannt wird. Was hat es damit auf sich?

Nach dem Reinigungsflug der Bienen im Frühjahr sammelt der Imker bei der Säuberung der Bienenstöcke die toten Bienen ein. Diese toten Bienen heißen „podmor" („Totenfall"). Normalerweise gibt es zwei verschiedene Arten, den Wintertotenfall und den Totenfall im Frühjahr. Die Lebenserwartung von Bienen ist nicht hoch, im Sommer beträgt sie nicht mehr als 40 bis 45 Tage, über den Winter bis zu 9 Monaten. Selbst unter den besten Voraussetzungen der Bienenhaltung sterben bei jedem Volk bei der Überwinterung bis zu einem halben Kilogramm eines Bienenstocks. Dieser Totenfall wird in der Volksmedizin beispielsweise zur **Behandlung von Harnwegerkrankungen** genutzt.

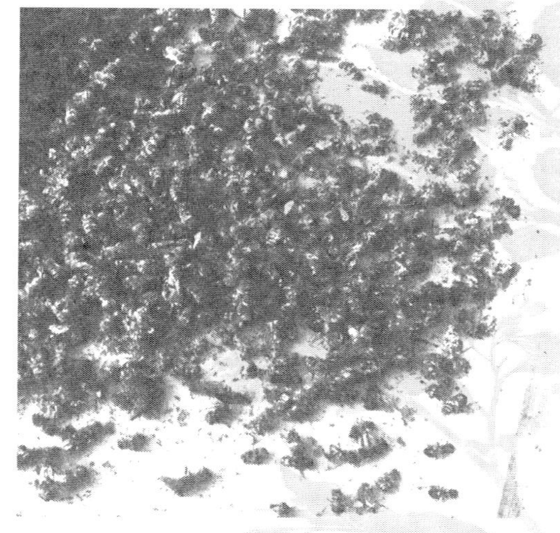

Den gewaschenen Bienenfall in ein Glasgefäß geben, mit Weingeist (60 bis 70 Prozent Alkoholgehalt) auffüllen, so dass die Flüssigkeit 3 Zentimeter über dem Bienenfall steht. 2 Wochen an einem dunklen, kühlen Ort ziehen lassen. Die Flüssigkeit durch ein Mulltuch in eine saubere Flasche abfüllen. Von dieser Bienenfallessenz jeweils 1 Esslöffel 1 Monat lang 2-mal täglich vor den Mahlzeiten einnehmen. Die Mixtur sollte an einem lichtgeschützten Ort bei Zimmertemperatur aufbewahrt werden.

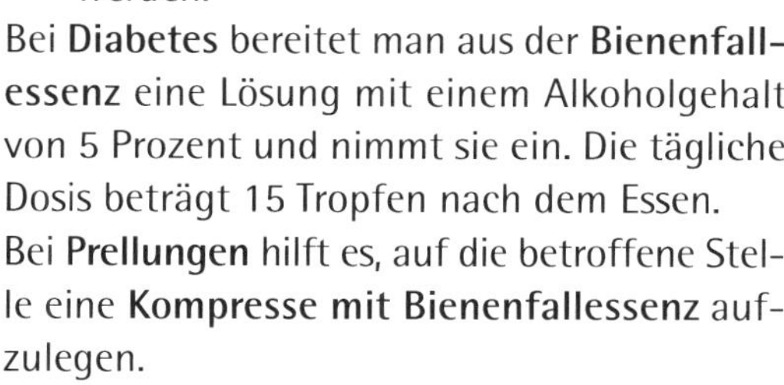

Bei **Diabetes** bereitet man aus der **Bienenfallessenz** eine Lösung mit einem Alkoholgehalt von 5 Prozent und nimmt sie ein. Die tägliche Dosis beträgt 15 Tropfen nach dem Essen.
Bei **Prellungen** hilft es, auf die betroffene Stelle eine **Kompresse mit Bienenfallessenz** aufzulegen.
Bei **Bluthochdruck** wird ein Bienenfallsud aus 200 Gramm Bienenfall und Wasser täglich vor den Mahlzeiten eingenommen.

Sud aus Bienenfall gegen Bluthochdruck

Bei Bluthochdruck werden 200 Gramm Bienenfall mit 2 Litern Wasser aufgebrüht und 40 Minuten auf kleiner Flamme gekocht. Nach dem Abkühlen durch doppelt gelegten Mull abseihen. Jeweils vor den Mahlzeiten 50 Milliliter einnehmen, 2 Wochen lang anwenden. Den Sud im Kühlschrank aufbewahren.

Hoher Blutzucker

Eine Dorfbewohnerin aus Babuschkas Bekanntenkreis hatte Probleme mit zu hohem Blutzucker. Babuschka empfahl ihr zur Normalisierung des Blutzuckerspiegels ein Rezept aus Blättern vom Maulbeerbaum (Morus).
Es hilft auch, wenn man **zu allen Speisen je 1 Teelöffel zerstoßene getrocknete Blätter** des Maulbeerbaums hinzugibt. Um sicher zu sein, dass die Blätter keine Schadstoffe enthalten, empfiehlt Babuschka, einen Maulbeerbaum im eigenen Garten zu pflanzen. Ein Schößling

Sud aus Blättern des Maulbeerbaums

1 Esslöffel getrocknete Blätter des Maulbeerbaums mit 200 Milliliter Wasser aufbrühen, 1 Stunde lang ziehen lassen und in 3 Portionen über den Tag verteilt kurz vor den Mahlzeiten trinken.

trägt bereits nach einem Jahr genügend Blätter für den Eigenbedarf, und auch Bekannten, die an erhöhtem Blutzucker leiden, kann man davon abgeben.
Einmal besuchte mich eine Studienfreundin in meinem ukrainischen Dorf. Sie hatte Probleme mit ihren **Blutzuckerwerten.** Babuschka riet ihr, **Maulbeeren** (Morus) zu essen und einen **Tee aus Echter Geisraute** (Galega officinalis) zu trinken. Kraut und Samen dieser Pflanze senken den Blutzuckerspiegel. Den Tee bereitete Babuschka am Vorabend in einer Thermoskanne zu:

1 Teelöffel getrockneter Geisrautenspitzen brühte sie mit 1 Glas kochendem Wasser auf. Verwendet man die Samen, nimmt man einen ½ Teelöffel auf 1 Glas kochendes Wasser. Das ergibt die Dosis für einen Tag. Meine Freundin trank sie über den Tag verteilt in kleinen Schlucken. Der Blutzucker stabilisierte sich, sie fühlte sich besser.

Diabetes

Hier ein erprobtes Rezept, mit dem bei **insulinabhängiger Diabetes** der Blutzucker in Schach gehalten wird.

Auf 2 Esslöffel Leinsamen (Linum usitatissimum) geben Sie einen ½ Liter kochendes Wasser und lassen es mit geschlossenem Deckel 10 bis 12 Minuten kochen, die Samen setzen sich auf dem Boden ab. Diesen zähflüssigen „Kleister" nimmt man morgens auf nüchternen Magen einige Jahre zu sich.

Der Blutzuckerspiegel wird sich normalisieren. Und einen Nebeneffekt hat das Mittel auch noch: Der Darm funktioniert wie ein Uhrwerk.
Diabetes lässt sich auch gut mit **Ackerwinde** (Convolvulus arvensis) behandeln.

Die Pflanzen sammle ich, wenn sie blühen, das heißt von Juni bis August. Sie werden getrocknet und dann pulverisiert. Ich verwende eine Messerspitze des Pulvers auf einen ½ Liter Wasser, koche alles auf und lasse es 1 bis 2 Minuten auf kleiner Flamme köcheln. Der Sud muss 1 Stunde lang ziehen. Ich trinke ihn verteilt über den ganzen Tag als Tee, jeweils 100 Milliliter. Man kann die Dosis auch erhöhen. Das Getränk schmeckt nicht bitter, und der Blutzuckerspiegel sinkt schnell.

Senkung des Blutzuckers

Hier ein bewährtes Rezept zur Senkung des Blutzuckerspiegels.

1 Esslöffel Leinsamen in der Kaffeemühle mahlen, in eine große Tasse schütten und 1 Esslöffel Weizenkeime hinzugeben. Das Ganze mit 200 Milliliter kochendem Wasser aufbrühen und 30 Minuten ziehen lassen, ab und an umrühren. 1 Monat lang morgens auf nüchternen Magen und abends vor dem Schlafengehen 1 Becher von diesem leicht dickflüssigen Getränk zu sich nehmen. Die Kur 1-mal pro Vierteljahr durchführen.

Gicht, Wasser in den Beinen

Gicht wird in der Naturheilkunde mit **Alantwurzel** (Inula helenium) behandelt.

4 Esslöffel zerkleinerte Alantwurzel auf 1 Liter kochendes Wasser geben, aufbrühen, leicht abkühlen lassen und ein Dampfbad für die Beine machen, dabei legen Sie ein großes Badetuch über die Beine und die Fußbadewanne. 12 Tage hintereinander vor dem Schlafengehen anwenden, und glauben Sie mir, die Gicht gibt auf.

Bei **Wasser in den Beinen** kocht man 4 Esslöffel Leinsamen in 1 Liter Wasser 10 bis 15 Minuten lang. Dann den Topf warm halten und 1 Stunde ziehen lassen. Den Sud heiß verwenden, je ein 1/4 Glas im Abstand von 2 Stunden 6-mal täglich trinken.

Gelenkschmerzen

Mein Nachbar beklagte sich vor rund 15 Jahren über **Schmerzen in den Knien**. Er konnte sich nur noch mit Mühe fortbewegen. Hier ein uralter Rat einer Kräuterkundigen:

Auf das schmerzende Knie frische Pappelblätter (Populus) legen und mit Pflaster fixieren. Darüber einen Baumwollstoff legen, dann das Knie mit Plastikfolie umwickeln. Alles mit einer Netzbinde fixieren. Mein Nachbar legte diese Kompresse jeweils für 24 Stunden an, dann erneuerte sie. Er war wirklich geduldig und setzte die Behandlung über einen Zeitraum von 2 Jahren fort. Seither hat er völlig vergessen, was Schmerzen im Kniegelenk sind.

Das folgende Rezept zur **Behandlung schmerzender Gelenke** erfuhr ich von einer Kräuterheilerin aus der Ukraine. Sie erzählte Folgendes:

„Die Grundlage des Rezepts sind Schwarzer Rettich, scharfe (Rote) Peperoni und Meerrettichwurzel. Alle Zutaten müssen getrocknet werden. Den Schwarzen Rettich wasche ich, bis er sauber ist, trockne ihn ab, schäle und zerkleinere ihn. Dann lasse ich diese Rettichschnitzel trocknen, was man gut im warmen Backofen machen kann. Wenn der Schwarze Rettich feucht ist, ist der Geruch eher unangenehm. Die trockene und saubere Meerrettichwurzel reibe ich mit einem gröberen Reibeisen und trockne die Masse ebenfalls im Backofen. Die getrockneten Roten Peperoni zerkleinere ich, indem ich ein dünnes Tuch darüber lege und dann mit einer Teigrolle vorsichtig darüber rolle. Ich nutze auch die Samen und den Fruchtansatz. Die getrockneten Bestandteile werden mit durch Wasser auf 20 Prozent verdünntem Wodka aufgegossen. Alle Bestandteile verwende ich im gleichen Verhältnis – eine Handvoll getrockneten Schwarzen Rettich, eine Handvoll getrockneten Meerrettich und 2 bis 3 Peperonischoten. Ich lasse alles 7 bis 9 Tage lang ziehen. Dann gieße ich 30 bis 50 Milliliter zur Behandlung ab, den Rest lasse ich weiter reifen, ein halbes Jahr, ein Jahr oder län-

ger. Je länger das Mittel gestanden hat, desto stärker wirkt es. Sie können andere getrocknete Wurzeln und Früchte hinzufügen. Zum Beispiel die dünne innere Haut von Walnüssen, kleine Tannen- oder Kiefernzapfen, Dillsamen, Kümmel oder getrocknete Zitronenschalen.

Mit der Essenz werden verschiedene Körperstellen eingerieben: hinter den Ohren, am Hals, dann die Schultern, die Wirbelsäule, die Brust, der Lendenbereich, die Innenflächen der Ellbogen, die Arme von den Schultern bis zu den Handflächen, dann die Finger, die Arm- und Beinmuskeln, dann die Knie und die Fußsohlen.

Ein guter Rat: Wenn die Schmerzen so stark sind, dass man den Arm nicht heben kann, die Finger kein Paket mehr halten können oder die Füße taub sind und man nicht mehr gehen kann, trägt man die Tinktur 3-mal im Abstand von 15 Minuten auf die schmerzenden Stellen auf. Dann mit einem Frotteehandtuch abdecken und zusätzlich mit einem warmen Bügeleisen wärmen."

Und noch ein altes Rezept bei **Gelenkschmerzen**:

Man mischt je 1 Teelöffel Pflanzenöl, Honig und Senfpulver, erwärmt dies und trägt die entstandene Paste noch warm auf die schmerzenden Stellen auf.

Bei Gelenkschmerzen rate ich zu Gymnastik. Stellen Sie sich auf den Rand einer Stufe oder einer Schwelle, halten Sie sich am Geländer fest, stellen Sie sich auf die Zehenspitzen, rollen Sie dann langsam über die Ballen ab und drücken Sie die Fersen tief nach unten. Machen Sie die Übung zunächst 10- bis 20-mal, dann steigern Sie sie nach und nach auf 100-mal. Die Übung fordert Hartnäckigkeit und Willensstärke. Keine Angst, die Schmerzen werden nicht stärker, im Gegenteil, die Muskeln gewöhnen sich nach langer Ruhe wieder an bestimmte Bewegungen.

Manche Erkrankungen, darunter **Gelenkschmerzen**, behandelte Babuschka mit **blauer und grüner Tonerde**. Sie erzählte:

„Ich löse die Tonerde in warmem Wasser auf, so dass sie die Konsistenz von dickem Sauerrahm hat. Nach etwa 2 Stunden hat sich die Tonerde erwärmt, das genügt dann für eine Anwendung. Ich lege sie auf ein doppeltes Flanelltuch und bedecke damit die schmerzende Stelle. Ich wiederhole die Anwendung so lange, bis Besserung eingetreten ist.

Außer mit Tonerde habe ich Gelenkschmerzen auch mit einem alkoholischen Auszug aus den Wurzeln von Echtem Beinwell (Symphytum officinale) geheilt: 150 Gramm der zu Pulver zerkleinerten Wurzel werden mit 1 Liter Wodka aufgegossen, 7 Tage an einem dunklen Ort ziehen lassen. Nach dem Abseihen verabreiche ich je 1 Teelöffel auf ein ½ Glas Wasser 3-mal täglich 30 Minuten vor den Mahlzeiten. In unverdünnter Form werden mit der Essenz die schmerzenden Gelenke eingerieben. Die Schmerzen gingen vorüber. Mein Patient konnte wieder ohne Stock gehen."

Bei schmerzenden Gelenken empfiehlt sich auch eine Lösung zum Einreiben auf der **Basis von Kampfer**. Nach dem Einreiben die Gelenke sofort mit einem warmen Schal einwickeln, der Schmerz vergeht ziemlich schnell. Die Lösung lässt sich lange aufbewahren.

Gut hilft auch ein Sud aus Hafer (Avena sativa), der innerlich angewendet und im Laufe eines Tages getrunken wird. Hafersud reinigt zudem die Leber und reguliert die Funktionen des Magen-Darmtrakts.

Kampferlösung zum Einreiben

Ein fingernagelgroßes Stück Kampfer in ein Gefäß aus dunklem Glas legen, mit Terpentinöl, Wodka und kalt gepresstem Sonnenblumenöl in gleichen Teilen aufgießen, gut schütteln. Fertig. Die Behandlung kann beginnen. Die Lösung lässt sich lange aufbewahren.

Arthritis

Babuschka behandelte Arthritis erfolgreich, indem sie eine Kräuterkompresse auf die betroffenen Stellen legte. Die Entzündung und die Schmerzen gingen zurück. Hier die Kräuter, die sie für ihre Mischung verwendete:

Echter Steinklee (Melilotus officinalis), Echte Kamille (Matricaria recutita), Hopfen (Humulus lupulus) und die Blüten vom Schwarzen Holunder (Sambucus nigra). Die Kräuter mischte sie zu gleichen Teilen und gab sie in ein Emaillegefäß. Sie überbrühte sie mit kochendem Wasser, so dass eine Art Brei entstand. Dann ließ sie alles noch einmal aufkochen und abgedeckt 5 bis 7 Minuten ziehen. Diese Mischung füllte sie in kleine Säckchen, die sie über einen Zeitraum von 2 Wochen auf die schmerzenden Gelenke legte, jeweils für 15 bis 20 Minuten 2- bis 3-mal täglich.

Sud aus Hafer

Brühen sie eine Handvoll ungeschälten Hafer mit 1 Liter Wasser auf, lassen sie ihn 10 Minuten bei kleiner Flamme köcheln, dann abkühlen lassen und abseihen. Im Laufe des Tages den Sud trinken. Nach 2 Tagen werden die Gelenke wieder beweglicher.

Und Babuschka bereitete auch eine **Kräutersalbe** zu, die Schmerzen und Entzündungen der Gelenke linderte.

Dafür verwendete sie je 1 Esslöffel Schafgarbe (Achillea millefolium), Johanniskraut (Hypericum perforatum), Dreiteiliger Zweizahn (Bidens tripartita), Brennnessel (Urtica dioica), Wegwarte (Plantago major), Kiefernknospen (Pinus sylvestris), Kamille (Matricaria recutita), Calendula (Calendula officinalis) und Birkenknospen (Betula pendula). Sie zerklei-

nerte alle Zutaten im Mörser und fügte je 5 Esslöffel geschmolzenes Schweinefett und Rizinusöl hinzu. Sie verrührte alles sorgfältig miteinander. Die Salbe strich sie auf eine Kompresse und damit bedeckte sie über Nacht die schmerzenden Gelenke.

Über ihre Tees und Kräuteraufgüsse urteilte Babuschka: „Sie helfen gut bei Schmerzen und Entzündungen, doch für Schwangere und Stillende sind sie tabu. Auch bei Gallensteinen darf man sie nicht trinken."

Hier Babuschkas Rezepte für ihre bewährten **Kräuteraufgüsse bei Gelenkschmerzen:**

1. Nehmen Sie zu gleichen Teilen zerkleinerte Blüten vom Schwarzen Holunder (Sambucus nigra), Brennnesselblätter (Urtica dioica), zerkleinerte Petersilienwurzeln, (Petroselinum crispum) und Weidenrinde (Salix caprea). Alles miteinander vermischen und in einem verschließbaren Glasgefäß aufbewahren. Bei Schmerzen 1 Esslöffel der Mischung mit 1 Glas kochendem Wasser aufgießen, 1 Stunde ziehen lassen, abseihen. 2-mal täglich 1 Glas davon trinken.

2. In einer Thermoskanne 5 Esslöffel Birkenblätter (Betula pendula) mit 1 Liter sprudelnd kochendem Wasser aufbrühen, 2 Stunden ziehen lassen. Ein ½ Glas 2- bis 3-mal täglich trinken.

3. In eine große Thermoskanne je 1 Esslöffel folgender Kräuter geben: Echter Steinklee (Melilotus officinalis), Johanniskraut (Hypericum perforatum), Wurzel der Großen Klette (Arctium lappa), Ledum oder Sumpfport (Bagulnik) vom Baikalsee (Ledum palustre), Wacholderbeeren (Juniperus communis), Schafgarbe (Achillea millefolium), Dreiteiliger Zweizahn (Bidens tripartita), Leinsamen (Linum usitatissimum) und zerkleinerte Alantwurzel (Inula helenium). Mit 2 Litern kochendem Wasser aufbrühen, 2 Stunden ziehen lassen. Über einen Zeitraum von 2 Monaten 50 Milliliter 3- bis 4-mal täglich vor den Mahlzeiten einnehmen.

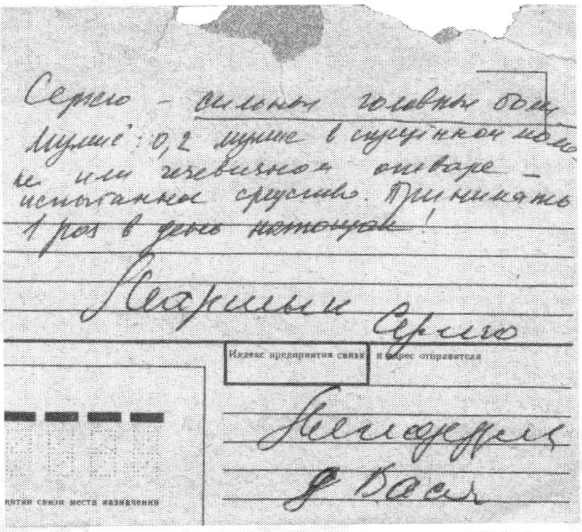

4. 4 Esslöffel Birkenknospen (Betula pendula) in der Thermoskanne mit 1 Liter kochendem Wasser aufbrühen, mindestens 12 Stunden ziehen lassen. Bei Schmerzen und Entzündungen je 3- bis 4-mal täglich trinken.

Auch mit den folgenden **Kräuterkompositionen** erzielt man gute Ergebnisse bei **Gelenkschmerzen und Osteochondrosis** (Störung bei der Umwandlung von Knorpel zu Knochen). Man kann sie der Reihe nach als Tee aufbrühen und ausprobieren, was einem am besten bekommt. Dann über 6 Wochen ohne Unterbrechung trinken.

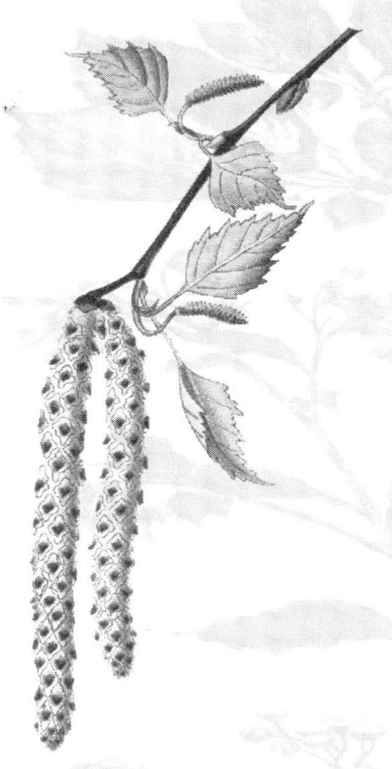

Für die erste Komposition verwendet man jeweils wahlweise Löwenzahnwurzel (Taraxacum officinale) oder Klettenwurzel (Arctium lappa), Kraut des kriechenden Thymian, auch Quendel genannt (Thymus serpyllum) oder Blätter und Zweige der Himbeere (Rubus idaeus), Blätter der Preiselbeere (Vaccinium vitis idaea) oder Birkenblätter (Betula pendula), Brennnesselblätter (Urtica dioica) oder Kleeblüten (Trifolium pratense), Blätter der Wegwarte (Plantago major) oder Lindenblüten (Tilia cordata), Salbeiblätter (Salvia officinalis) oder das Kraut von Johanniskraut (Hypericum perforatum), Calendulablüten (Calendula officinalis) oder Gemeinen Odermennig (Agrimonia eupatoria). Die Komponenten immer zu gleichen Teilen miteinander mischen, zerkleinern. 2 Teelöffel der Mischung mit 1 Glas kochendem Wasser aufbrühen, auf kleiner Flamme 5 Minuten köcheln, 1 Stunde ziehen lassen, abseihen und nach folgendem Schema einnehmen: In den ersten 3 Tagen je 2 Esslöffel 3-mal täglich 30 Minuten vor den Mahlzeiten einnehmen; vom 4. bis 7. Tag je 50 Milliliter 3-mal täglich trinken; in der 2. bis 4. Woche je 70 Milliliter 3-mal täglich trinken. Der Sud hält sich nur jeweils 2 Tage im Kühlschrank, er muss also immer wieder frisch zubereitet werden.

Die zweite Komposition besteht aus folgenden Bestandteilen: 3 Teile Kleeblüten (Trifolium pratense), je 6 Teile Lakritz- oder Süßholzwurzel (Glycyrrhiza glabra), Dillsamen (Anethum graveolens), je 8 Teile Himbeerblätter (Rubus idaeus), Birkenblätter (Betula pendula), Kraut von Mädesüß (Filipendula ulmaria), Wurzeln von Sumpf-Blutauge (Comarum palustre), Quendelkraut (Thymus serpyllum), Steinklee (Melilotus officinalis), Lindenblüten (Tilia cordata) und Buchweizen (Fagopyrum esculentum), alles gut mischen. 2 Teelöffel der Mischung mit 1 Glas kochendem Wasser auf-

brühen, auf kleiner Flamme 5 Minuten köcheln, 1 Stunde ziehen lassen, abseihen, im Kühlschrank aufbewahren. Der Sud hält sich zwei Tage, dann muss er frisch zubereitet werden. In den ersten 3 Tagen der Anwendung je 2 Esslöffel 3-mal täglich 30 Minuten vor den Mahlzeiten einnehmen, dann 4 Tage je 50 Milliliter 3-mal täglich, und in der 2. bis 4. Woche je 70 Milliliter 3-mal täglich trinken.

Arthrose, Knochenbrüche

Ich bin überzeugt: **Beinwell** (Symphytum) im Haus ersetzt den Doktor. Rezepturen aus der Wurzel dieser heilkräftigen Pflanze nutzen wir schon seit vielen Jahren mit großem Erfolg. Hören Sie, wie eine heilkundige Babuschka aus der Umgebung Wologdas dieses volkstümliche Hausmittel zubereitet.

„Im Oktober grabe ich die 3 bis 4 Jahre alten Wurzeln des Beinwells aus. Ich wasche sie, schneide sie in kleine Stücke und trockne sie. Die schwarzen Häutchen an den Wurzeln müssen nicht entfernt werden. Dann bereite ich eine Salbe zu. Je nach Saison lege ich in ein 1-Liter-Einweckglas 10 bis 12 Esslöffel frische oder 5 Esslöffel getrocknete Wurzelstücke. Die getrockneten Wurzeln muss man am Vorabend in Wasser legen, damit sie weich werden. Zu den Wurzelstücken gebe ich einen ½ Liter Olivenöl und ein wenig Pferdefett oder Schweineschmalz. Ich verschließe das Glas dicht mit einem Deckel und stelle es für 5 bis 6 Stunden in ein Wasserbad. Beim Erhitzen des Wassers darauf achten, dass der Inhalt nicht zu heiß wird, er darf nicht kochen. Wenn die Masse abgekühlt ist, fülle ich die Salbe in kleinere Gläser um und bewahre sie im Kühlschrank auf. Mit dieser Salbe habe ich bei einer Patientin beispielsweise Arthrose in den Kniegelenken behandelt und geheilt. Ich rieb die Salbe täglich vor dem Schlafengehen jeweils 10 bis 15 Minuten in kreisförmigen Bewegungen um die Kniegelenke ein, dann schlug ich ein weiches, warmes Tuch um jedes Knie. Allmählich verschwanden die Schmerzen, die Rötung und die Entzündung. Die Behandlung ist langwierig, doch die Knie normalisieren sich. Die Salbe wende ich auch vorbeugend an und reibe damit alle Gelenke ein.

Auch empfehle ich, zusätzlich einen Auszug aus Beinwell zu trinken. Den bereite ich folgendermaßen zu: 50 Gramm zu Pulver gemahlene Wurzeln gieße ich mit einem ½ Liter Wodka auf und lasse den Aufguss 2 Wochen ziehen. Meine Patientin nahm über einen Zeitraum von 30 Tagen 15 Tropfen auf 100 Milliliter Wasser jeweils vor dem Essen ein, dann legte sie eine 10-tägige Pause ein und wiederholte die Anwendung."

So erzählte die Babuschka. Und was ich bei ihr auch gelernt habe ist, dass, wenn der Gips nach einem Knochenbruch abgenommen worden ist, man den Beinwellauszug als Kompresse nutzen kann. Mit Wasser verdünnen und ein Tuch damit befeuchten. Das feuchte Tuch zwei Stunden auf der betroffenen Stelle liegen lassen.

Reißen/Schmerzen in den Händen, Bandscheibenvorfall

Wenn die **Handgelenke** schmerzen, hilft ein altes **Hausrezept mit Kalanchoe** (Kalanchoe pinnata). Pflanzt man die Kalanchoe rechtzeitig im Frühjahr in den Garten, hat sie sich im Sommer zu einem üppigen tropischen Gewächs mit großen fleischigen Blättern entwickelt. Blätter abpflücken, waschen, zerkleinern und ein Gefäß mit 1 Liter Fassungsvermögen zur Hälfte damit füllen. Mit Wodka aufgießen, bei Zimmertemperatur aufbewahren. Nach einer Woche ist die Essenz fertig!

Befeuchten sie eine saubere Binde mit der Essenz und verbinden sie damit die schmerzenden Finger. Dünne Handschuhe darüber ziehen. 5 Abende hintereinander anwenden, die Schmerzen verschwinden allmählich. Für ein anhaltendes Ergebnis die Kompressen noch einige Tage länger anwenden.

Auszug aus Beinwell

50 Gramm zu Pulver gemahlene Wurzeln gieße ich mit einem ½ Liter Wodka auf und lasse den Aufguss 2 Wochen lang ziehen. Meine Patientin nahm über einen Zeitraum von 30 Tagen 15 Tropfen auf 100 Milliliter Wasser jeweils vor dem Essen ein, dann legte sie eine 10-tägige Pause ein und wiederholte die Anwendung..

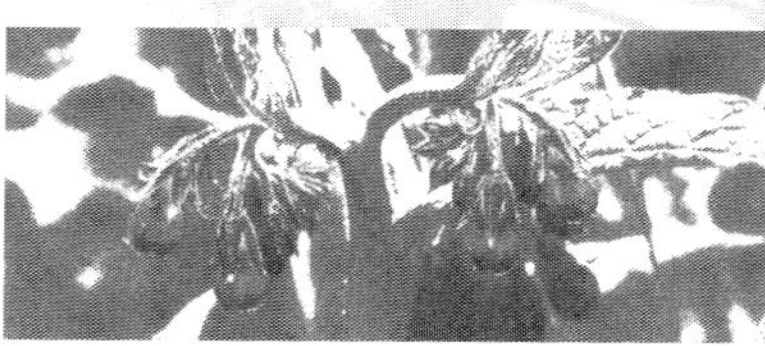

Ein weiteres Rezept bei **Reißen in den Gelenken** und bei **Bandscheibenvorfall** findet vor allem in Sibirien Verwendung. Dafür 1 Glas Zedernkernschalen mit 400 Milliliter Wodka ansetzen und an einem dunklen Ort 2 Wochen ziehen lassen. Die schmerzenden Stellen mit der fertigen Essenz einreiben.

Auch eine **volkstümliche Kompresse** hilft bei einem Bandscheibenvorfall.

Bei einem Vorfall einen Hefeteig aus Roggenmehl zubereiten, diesen auf Pergamentpapier legen und mit Mull zudecken. Die schmerzenden Stellen an der Bandscheibe mit reinem Rizinusöl einreiben, bis sich die Haut rötet. Dann den Teig mit dem Mull auf den Körper legen und mit einer dicken Watteschicht bedecken. 40 Minuten einwirken lassen. Dies jeden zweiten Tag so lange wiederholen, bis die Schmerzen – in der Regel bald - verschwunden sind. Für eine schmerzfreie Nacht helfen Rizinusbäder. Im Sommer kann man auch Kompressen aus Klettenblättern (Arctium lappa) auflegen. Die Blätter mit der rauen Seite auf den Rücken legen und fixieren. Klettenblätter kann man im Sommer auf Vorrat sammeln, man muss sie dann trocknen und am besten in einem Baumwollbeutel aufbewahren. Im Winter weicht man sie in etwas Wasser ein und verwendet sie wie oben beschrieben.

Wenn bei uns zu Hause jemand über **Rückenschmerzen** klagte, empfahl Babuschka folgendes Mittel:

1 Esslöffel Honig, 1 Prise Salz und 50 Milliliter Kampferöl miteinander verrühren, auf eine Scheibe Schwarzbrot streichen und über Nacht auf die schmerzende Stelle legen, mit einem Handtuch oder warmem Tuch befestigen. Am Morgen wacht man schmerzfrei auf!

Osteoarthrose

Bei Osteoarthrose (Degenerative Gelenkerkrankung) helfen Kompressen mit einem Auszug aus Hopfenwurzeln (Humulus lupulus).

Babuschka brühte 1 Esslöffel zerkleinerte Hopfenwurzeln mit 1 Glas abgekochtem Wasser auf, ließ alles 2 Stunden ziehen und goss es durch ein Sieb ab. Dann tränkte sie mit der Flüssigkeit einen dünnen Baumwollstoff und wickelte ihn um die schmerzenden Gelenke, die dann in einen warmen Schal oder in ein Wolltuch eingehüllt wurden. Am besten wendet man die Prozedur vor dem Schlafengehen an.

Osteochondrosis

Babuschka kannte ein gutes Rezept gegen Osteochondrosis (Störung der Umwandlung von Knorpel zu Knochen): Honig-Kartoffel-Kompressen.

Man reibt eine rohe Kartoffel und mischt sie mit Honig im Verhältnis 1:1. Aus der Mischung eine Kompresse anfertigen. Auf die schmerzende Stelle legen und so lange aushalten, bis sich ein leichtes Brennen einstellt. Nicht direkt auf die Wirbelsäule auflegen, sondern etwas daneben.

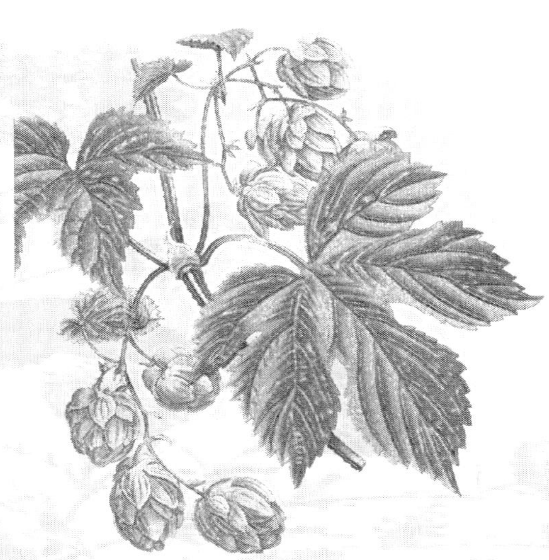

Gut hilft auch eine **Salbe mit Hopfen** (Humulus lupulus). Die schmerzenden Stellen damit einreiben. Hopfenzapfen haben eine entzündungs- und schmerzhemmende Wirkung. Schweineschmalz lindert ebenfalls Schmerzen und Entzündungen.

Und zum Schluss möchte ich verraten, wie meine Mutter mit einem **Hausmittel aus Zedernkernen** Osteochondrosis behandelt.

Zur Zubereitung dieser Medizin nimmt sie 350 Gramm zerkleinerte Zedernkerne mit Schale, 250 Gramm Zucker, ei-

nen ½ Liter Wodka. Alles miteinander vermischen und 21 Tage lang ziehen lassen. Nach dem Abseihen nimmt sie von der Essenz 1 Teelöffel 3-mal täglich vor den Mahlzeiten über den Zeitraum eines Monats ein. Nach einer Pause von einer Woche beginnt sie erneut mit der Anwendung.

Salbe aus Hopfen

1 Esslöffel Pulver aus Hopfenzapfen mit 1 Esslöffel ungesalzenem Schweineschmalz mischen. Die schmerzenden Stellen damit einreiben.

Zittern in den Beinen

Ältere Menschen leiden häufig unter einem Zittern in den Beinen. Meine Babuschka empfahl stets das Einreiben der Beine mit Apfelessig. Das Zittern verschwindet sofort. Ein Patient litt besonders nachts unter heftigem Zittern in den Beinen. Eine befreundete Heilkundige empfahl ihm einen Aufguss aus getrockneten **Haselnussblättern** (Corylus avellana).

Auf 1 Esslöffel getrockneter, zerkleinerter Blätter gießt man 1 Glas Wasser, lässt das Ganze auf kleiner Flamme 3 bis 5 Minuten lang köcheln, seiht es ab und trinkt ein ¼ Glas 3- bis 4-mal täglich. Nach einem Monat ist das Zittern verschwunden.

Die Wurzel des Eisenhuts

In der Naturheilkunde gilt die Wurzel des Eisenhuts (Aconitum) als ein starkes Mittel gegen Rheumatismus, Bandscheibenvorfälle, Ischias, Arthritis und Prellungen. In der Regel finden bei uns in der Ukraine und in Russland die Knollen Verwendung, die im Herbst ausgegraben werden, seltener das Kraut. Alle Teile der Pflanze sind giftig, also seien Sie vorsichtig! Babuschka grub die Wurzelknollen des Eisenhutes entlang von Bächen und am Rande kleiner Wäldchen aus. Sie nannte sie „Zar unter den Heilmitteln" und verwendete sie hauptsächlich zur Schmerzlinderung.

Der Kräuterauszug lässt sich einfach zubereiten: 100 Gramm zerkleinerte Eisenhutwurzeln mit 1 Liter Wodka angießen und 3 Tage an einem warmen, dunklen Ort ziehen lassen. Ab und an das Gefäß schütteln. Wenn die Essenz die Farbe starken Schwarzen Tees angenommen hat, ist sie zur äußerlichen Anwendung bereit.

Menschen mit schwachem Herzen sollten für eine Einreibung nicht mehr als 1 Teelöffel verwenden, gesunde Menschen nehmen 1 Esslöffel.

Müdigkeit in den Beinen

Die allgemeine stärkende Wirkung der Erle wirkt nicht nur innerlich, sondern auch auf die Extremitäten. Bei müden Beinen nach langen Fußmärschen kann ein Fußbad mit **Erlenblätterauszug** Linderung verschaffen.

Dazu 1 Kilogramm Blätter mit 5 Liter kochendem Wasser überbrühen, 2 Stunden ziehen lassen, abseihen. Den Sud in ein Gefäß mit einem Fassungsvermögen von 10 bis 15 Litern füllen und mit heißem Wasser auffüllen, die Füße bei einer Wassertemperatur von 36 Grad Celsius eine ½ Stunde im Wasser baden.

Taubheitsgefühl in den Fingern

In Sibirien behandelt man das Leiden mit **Bagulnik** (Ledum palustre) aus der Taiga.

Ledum wird mit Apfelessig im Verhältnis 1:13 angesetzt, mit der Essenz reibt man die Hände ein. Das kann man 3-mal am Tag wiederholen oder öfter, je nach Gefühl. Nach 3 Monaten ist das Taubheitsgefühl verschwunden und wird Sie nicht wieder belästigen.

Hauterkrankungen

Wunden, Geschwüre

Wunden und Hautgeschwüre heilen gut mit einer **Essenz aus Rosskastanie** (Aesculus hippocastanum). Ich nehme je 30 bis 40 Tropfen 3-mal täglich ein, außerdem reibe ich die erkrankten Stellen mit der Essenz ein.

Auch die **Gewöhnliche Osterluzei** (Aristolochia clematitis) leistet gute Dienste bei der Wundbehandlung.

Die Wurzeln zerkleinern und 2 Teelöffel Wurzelstückchen mit 2 Glas Wasser aufbrühen, 30 Minuten kochen lassen. Die Flüssigkeit abseihen und

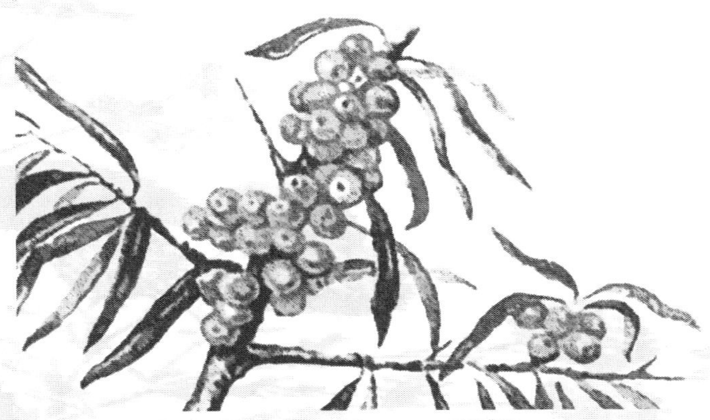

auf die Wunden tupfen. Die Pflanze ist giftig und daher mit Vorsicht zu behandeln.

Es helfen auch frische gedämpfte **Pflaumenblätter**, die über Nacht auf die Geschwüre gelegt werden.

Eiternde Wunden

Maria, eine alte Frau und Bekannte, hätte fast ihre Hand verloren. Beim Umgraben im Garten hatte sie sich den Mittelfinger an einem rostigen Nagel verletzt. Der Finger schwoll an und wurde rot. Allmählich ging die Schwellung auf die Handfläche über. Sie musste zum Chirurgen, der eine kleine Operation durchführte. Doch die Rötung der Handfläche wurde nur größer und schlimmer und schlimmer. Der Chirurg schlug vor, die Hand zu amputieren. Maria war entsetzt. „Was soll ich denn machen ohne Hand, in meinem Alter?", fragte sie meine Babuschka. Und diese riet ihr, **Zwiebelpflaster** aufzulegen, die auf besondere Weise zubereitet werden:

Eine mittelgroße Zwiebel schälen, vierteln, in einen Emailletopf legen und mit kalt gepresstem Sonnenblumenöl begießen, so dass die Zwiebel ganz bedeckt ist. Auf kleiner Flamme köcheln, nicht braten! Sobald die Zwiebel weich ist, das Öl abgießen. Die Zwiebel noch heiß zerstampfen und ein wenig Bienenwachs als Bindemittel hinzufügen. Die Kompresse ist fertig. Maria legte die Masse noch warm auf die Wunde und bedeckte sie mit einer sterilen Mullbinde. Die Zwiebelkompresse zog den Eiter aus der Wunde, die Hand war gerettet.

Meine Babuschka kannte ein weiteres Rezept gegen tiefe, eiternde Wunden. Dafür benötigt sie das Bauchfett eines Hammels. Ihre Nachbarin hatte sich an der Hand verletzt und große Schmerzen.

Essenz aus Rosskastanie

50 Gramm zerkleinerte Früchte oder Blüten der Rosskastanie mit einem ½ Liter Wodka angießen, die Flüssigkeit an einem warmen, dunklen Ort 14 Tage ziehen lassen. Ab und zu umrühren. Ich nehme je 30 bis 40 Tropfen 3-mal täglich ein, außerdem reibe ich die erkrankten Stellen mit der Essenz ein.

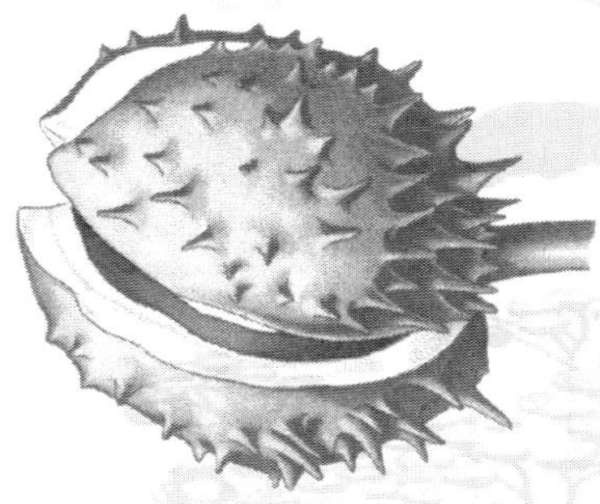

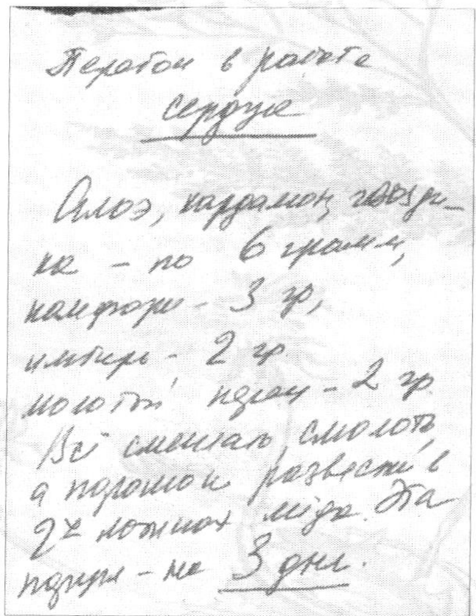

Перебои в работе
сердца

Алоэ, кардамон, гвоздики – по 6 грамм,
камфоры – 3 гр,
имбиря – 2 гр
молотого перца – 2 гр.
Всё смешать, смолоть,
а порошок развести в
2х ложках мёда. Эта
порция – на 3 дня.

Babuschka schnitt aus dem fettigsten Teil des Hammelbauchs eine Scheibe von 1,5 Zentimetern Dicke heraus und bedeckte damit die Handfläche. Darüber legte sie einen Verband an und wies die Frau an, 5 Stunden zu warten und die Schmerzen zu ertragen. Dann nahm sie den Verband ab und entfernte das Hammelfett, das sich mit Eiter vollgesogen hatte, und legte eine neue Scheibe Hammelbauchfett auf die Wunde. Jetzt wechselte sie den Verband jede Stunde, bis die Wunde völlig sauber war und sich unter der Fettschicht bereits wieder zusammenzog. Die eiternde Wunde heilte ab und die Schwellung ging schnell zurück. Die Hand wurde nicht steif.

Einmal verriet mir eine alte Heilerin ihre Hausmittel:

„Wenn Sie auf einen rostigen Nagel getreten sind oder eine tiefe Wunde am Bein haben, muss man Pappelblätter (Populus) abreißen, mit heißem Wasser überbrühen, etwas sieden und dann ein wenig abkühlen lassen. Das Bein oder den Fuß im möglichst heißen Pappelblättersud baden. Allerdings nicht so heiß, dass man sich verbrüht."

Fersensporn

Gegen Fersensporn helfen **Kletten** (Arctium lappa).

Blätter dieser Pflanze werden im Fleischwolf zerkleinert, den entstandenen Brei trägt man auf ein großes Klettenblatt auf. Das wickelt man um den schmerzenden Fuß, darüber eine Plastiktüte ziehen und darüber warme Wollsocken anziehen. Vor dem Schlafengehen anwenden. Nach 20 Tagen ist der Fersensporn komplett verschwunden.

Es gibt noch ein anderes Mittel, um die schmerzhafte Entzündung loszuwerden.

Man mischt 1 Esslöffel Honig, 1 Ampulle Jod und 1 Teelöffel Kochsalz. Die Mixtur auf die schmerzende Ferse auftragen, mit einer Binde abdecken, mit Plastikfolie abdichten und einen festen Verband anlegen. Spätestens nach 1 Stunde muss die Kompresse entfernt werden. Die Prozedur einige Male wiederholen.

Für die einfachste Methode zur Heilung von Fersensporn wird in den ukrainischen und russischen Dörfern seit Jahrhunderten nichts anderes benötigt als eine **Salzgurke**.

Salzgurken (saure Gurken in Deutschland) werden durch Milchsäuregärung hergestellt, im Unterschied zu Essig- oder Gewürzgurken, die in Essiglake mariniert werden. Man schneidet die Gurke in dünne Scheiben und legt sie über Nacht auf die betroffenen Stellen. Mit einer Plastiktüte vor austretender Feuchtigkeit schützen, dann mit einem wärmendem Stoff abdecken. Das ist die ganze Behandlung.

Verbrennungen

Einmal hat der Nachbarjunge den Teekessel mit heißem Wasser heruntergerissen und sich verbrüht. Er kam zu mir gerannt, und ich erinnerte mich daran, wie vor langer Zeit einmal meine Schwiegermutter meiner Schwester geholfen hatte, der beim Kochen heißes Öl ins Gesicht gespritzt war. Bei **Verbrennungen** muss man sich beeilen, **Kartoffeln** können helfen.

Kartoffeln waschen, mit einem sauberen Tuch trocken reiben und ein mit Alkohol sterilisiertes Messer bereitlegen. Die Hände ebenfalls mit Alkohol sterilisieren. Die Kartoffel in Scheiben von einem ½ Zentimeter Dicke schneiden, und die Scheiben auf die verbrühten Hautstellen legen. Die Kartoffelscheiben erwärmen sich schnell, dann umdrehen. Wenn sich beide Seiten erwärmt haben, wegwerfen und neue Kartoffelscheiben auflegen. Sorgfältig darauf achten, dass alle betroffenen Hautpartien versorgt werden. Der Schmerz verschwindet gleich, und es bilden sich keine Brandblasen. Doch wenn die betroffenen Stellen sehr groß sind, muss man den Arzt rufen.

Für den Fall von **kleinen Verbrennungen** habe ich in der Küche immer einen **Auszug von Calendulablüten** (Calendula officinalis) auf Ölbasis. Dieses Rezept habe ich von meiner Babuschka und die Herstellung ist nicht kompliziert:

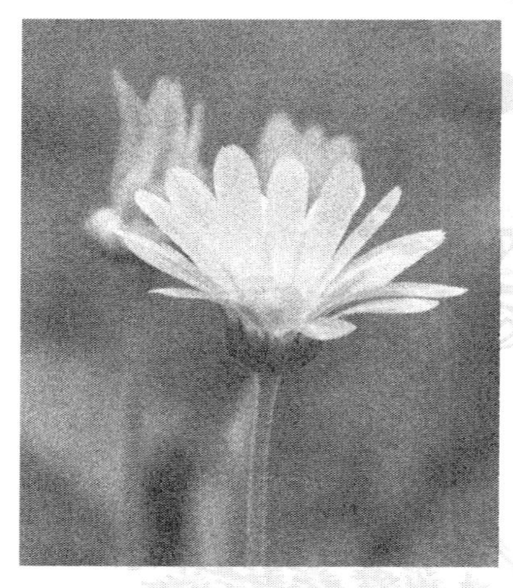

Eine Handvoll Blüten mit einem ½ Liter Pflanzenöl begießen und 3 Wochen lang ziehen lassen.

Wenn man die von Verbrennungen betroffenen Stellen mit dieser Tinktur einreibt, verschwinden Schmerzen und Hautrötungen innerhalb von 10 Minuten. Wie Sie sehen, ist vieles Nützliche überaus einfach.

Bei Verbrennungen hilft noch ein weiteres simples Hausmittel:

2 Esslöffel Pflanzenöl und ein Eiweiß cremig aufschlagen. Die Creme auf die verbrannten Stellen auftragen, nicht verbinden. Die Wunde heilt schnell.

Ekzem

Ich möchte von einem alten Rezept erzählen, das bereits vielen Patienten geholfen hat, die blasenbildende, nässende und juckende Ekzeme an Händen und Füßen hatten.

In ein halb mit Essigessenz gefülltes Glas ein sehr frisches, rohes, ungeschältes Hühnerei legen, 24 Stunden an einem dunklen Ort stehen lassen, in denen sich die Kalkschale des Eis in der Essenz zersetzt. Dann 1 Esslöffel Schweineschmalz hinzugeben, sorgfältig umrühren und in einem Glas mit Deckel aufbewahren. Abends vor dem Schlafengehen die von Ekzemen betroffenen Hautstellen waschen, vorsichtig trocken tupfen und mit der Tinktur einreiben. Nach einigen Anwendungen stirbt die alte Haut ab und neue Haut wächst nach. Die Essigessenz verbrennt die schädlichen Mikroben, das Ei hat Heilwirkung, und das Fett lässt die Haut weich werden.

Nagelpilz

Ich habe gute Erfahrungen mit einem einfachen **Hausmittel gegen Nagelpilz** gemacht.

Ich nehme Holzasche und rühre sie mit Wasser an – ohne besonderes Mengenverhältnis, nur nach Augenmaß. Wenn sich die Asche gesetzt hat und das Wasser klar und durchsichtig geworden ist, gieße ich es vorsichtig ab. Das Wasser darf keine Aschereste enthalten. Die Asche wird weggeworfen. Mit dem Wasser tränke ich Wattebäusche und lege sie auf die betroffenen Nägel, fixiere sie mit Pflaster und lasse sie über Nacht einwirken. Nach dem Entfernen der Pflaster reinige ich die Problemstellen mit Wasser, in dem ich Meersalz aufgelöst habe. Die Prozedur wiederhole ich, bis die Heilung erfolgt ist.

Furunkel

Ein Mann berichtet, wie er seine Furunkel geheilt hat:

„1950 arbeitete ich in einer Tischlerbrigade. Ich litt unter Furunkeln, sie wurden entfernt. Dann kamen sie wieder, am Hals, vier gleichzeitig. Der Hals schwoll so stark an, dass ich den Kopf nicht mehr drehen konnte.

Eine Ärztin verschrieb mir Bierhefe, doch das half nicht. Ein chirurgischer Eingriff drohte. Da empfahl mir eine heilkundige Babuschka aus meinem Bekanntenkreis ein Rezept und schenkte mir sogar das Medikament. Sie brachte mir 3 Tabakblätter (Nicotiana tabacum), eins legte sie auf einen Teller und begoss es mit kochendem Wasser, dann legte sie es mir noch recht warm an den Hals. Die Größe reichte gerade von einem Ohr zum anderen. Sie bedeckte es mit Folie und wickelte ein Tuch darüber. Es dauerte keine Stunde, und die Schmerzen ließen nach. Ich habe dann mit der Kompresse am Hals geschlafen. Am Morgen nach dem Frühstück nahm ich die Binde ab, es waren die weißen eitrigen Köpfe der Furunkel zu sehen.

Die Babuschka legte mir ein neues gebrühtes Tabakblatt auf den Hals, und ich ging zur Arbeit. Am Abend entfernte ich die Kompresse, die Furunkel hatten sich geöffnet. Um ein anhaltendes Ergebnis zu erzielen, legte die

Heilkundige mir am Abend das dritte Tabakblatt auf. Am Morgen entfernten wir die Kompresse. Auf dem Blatt waren noch einige kleine Eiterreste zu sehen, die vom Tabak herausgezogen worden waren, auf der Haut blieben rötliche Wunden zurück. Die Babuschka legte einen sauberen Verband an. Die Furunkel waren auf Nimmerwiedersehen verschwunden. Das Rezept half noch ein weiteres Mal, da hatte meine Frau ein Furunkel unterhalb des Schulterblattes. Wir behandelten es auf die gleiche Art und Weise."

Auch ein Major verriet mir sein Rezept, mit dem er seine Furunkel ein für allemal kuriert hat. Er selbst hatte es von einem Kräuterheiler aus Sibirien:

„Der Heilkundige riet mir, es mit Bierhefe zu versuchen und morgens und abends je 2 Tabletten einzunehmen. 100 Tabletten haben bei mir ausgereicht, um die Furunkel los zu werden. Seither sind 40 Jahre vergangen und die Furunkel sind nicht zurückgekommen. Bierhefe hat auch einem Kollegen geholfen. 1995 und 1996 waren wir am Ufer der Karasee am Kap Charasawej stationiert. Es mangelte an Wohnraum, so wurde ich bei den Grenzern einquartiert. Wenn ich am Abend in mein Quartier kam, redete ich mit den Wachposten über den Dienst und das Soldatenleben, und einer erzählte mir von Furunkeln an beiden Beinen. Doch wo findet man in diesem abgelegenen Grenzland Bierhefetabletten? Der Soldat erbat sich beim Koch frische Hefe, aus der er kleine Kügelchen formte und schluckte. Und es half!"

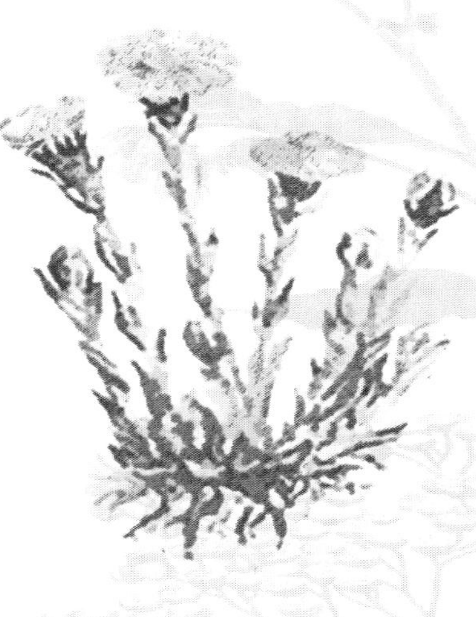

Fistel

Eine Patientin meiner Babuschka berichtete mir:

„Meine Tochter litt 11 Monate nach einem komplizierten Armbruch an einer Fistel, die nicht abheilen wollte. Im Krankenhaus konnten sie ihr nicht helfen. Babuschka verriet mir ein Rezept, das meine Tochter innerhalb von drei Tagen von ihrem Leiden befreite. Als die Fistel dann nach zwei Wochen wieder zu nässen begann, wurde die Behandlung wiederholt, und das war alles, die Fistel hat sich nicht noch einmal gezeigt. Die Behandlung erfolgte mit Saft aus den Blättern der Kalanchoe (Kalanchoe pinnata), das ist eine tropische Pflanze mit langen, spitzen, fleischigen Blättern, die

Blattränder haben gekerbte bis gesägte Einbuchtungen. Ein Blatt der Pflanze wusch Babuschka mit warmem Wasser ab und ließ den daraus gepressten Saft direkt auf die Wunde tröpfeln. Darüber legte sie ein zweites Blatt der Kalanchoe, von dem sie zuvor den Rand mit den Einbuchtungen abgeschnitten hatte. Mit einer Binde fixiert, blieb das Blatt 24 Stunden lang auf der Wunde, am nächsten Tag wurde die Behandlung erneut wiederholt."

Eitrige Haut

Bei eitriger Haut helfen **Kräuterbäder**. Sie verbessern die Durchblutung, regen den Stoffwechsel an und beruhigen das Nervensystem. Am besten nimmt man jeden zweiten Tag ein Kräuterbad, etwa 10 bis 15 Minuten lang. Nach einem Monat sollten die Beschwerden abgeklungen sein. Vor dem Bad möglichst warm duschen, damit sich die Poren öffnen und die Haut zur Aufnahme der Wirkstoffe vorbereitet ist. Nach dem Bad den Körper in ein leichtes, gewärmtes Leintuch hüllen. Bei eitrigen Erkrankungen der Haut lindern Bäder mit Dost (Origanum vulgare) die Symptome.

Bäder mit Dost

Etwa 400 bis 500 Gramm frisches Kraut oder 100 bis 150 Gramm getrocknetes Kraut mit 5 Liter kochendem Wasser aufbrühen, 15 Minuten sieden, eine Stunde ziehen lassen. Nach dem Abseihen in das 36 bis 38 Grad Celsius warme Badewasser geben.

Rissige Haut, Herpes

Alle Dorfbewohner kennen volkstümliche Rezepte gegen rissige Haut. Nach der Arbeit im Garten und auf dem Feld cremen sie die Hände mit **Karottenöl** ein. Das ist lebendiges Vitamin A. Karottenöl hilft übrigens nicht nur bei Hautrissen an Händen oder Füßen, sondern auch bei Herpes.

Karottenöl gegen rissige Haut

2 bis 3 mittelgroße Karotten fein reiben und in 300 Milliliter Pflanzenöl goldbraun andünsten. Durch ein Sieb gießen und in ein Fläschchen abfüllen.

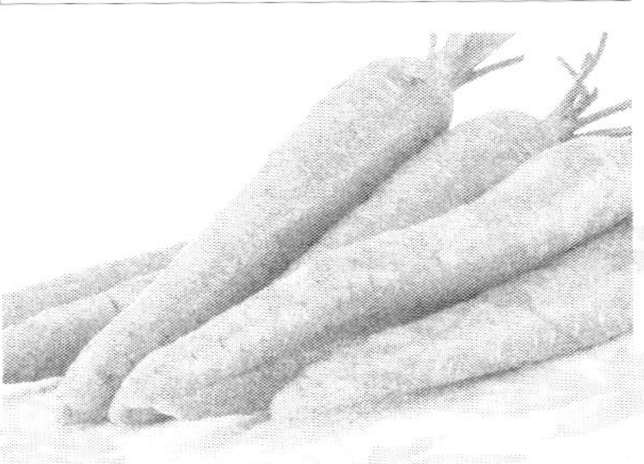

Herpes

Babuschka berichtete folgendes:

„Kalanchoe (Kalanchoe pinnata) lindert den brennenden Schmerz bei Herpes schon nach einer Anwendung. Man zerreibt das Blatt ein wenig und legt es auf die betroffene Stelle. Die Anwendung 3- bis 4-mal täglich wiederholen, unbedingt auch bevor man schlafen geht. Ebenso kann man Aloe Vera ver-

wenden (Aloe arborescens). Gut hilft auch eine Salbe auf der Basis von Honig und Knoblauch: Einen Brei aus 3 Knoblauchzehen mit 1 Teelöffel Honig mischen. Die betroffenen Stellen 3- bis 4-mal täglich betupfen. Man kann Honig auch mit Schöllkrautpulver (Chelidonium majus) mischen. Bei Herpes hilft zudem ein Sud aus den Blättern der Großen Klette (Arcticum lappa). Dafür 2 Löffel getrocknete und zerkleinerte Blätter mit 400 Millilitern kochendem Wasser aufbrühen, 2 Stunden ziehen lassen, abseihen und 4-mal täglich 30 Minuten vor den Mahlzeiten ein ½ Glas davon trinken."

Schuppende Kopfhaut

Auslöser für Schuppenbildung der Kopfhaut können Stoffwechselstörungen, Magen-Darmerkrankungen, Leber- oder Gallenleiden, aber auch durch Färben oder häufiges Waschen strapazierte Haare sein. Hier einige Hausmittel gegen die weit verbreiteten Schuppen.

Gut wirksam ist Rote-Bete-Wasser. Ein 3-Liter-Glas bis zur Hälfte mit kleinen Stücken roher Roter Bete füllen. Mit kaltem Wasser auffüllen und 6 bis 7 Tage an einem warmen Ort belassen. Den entstandenen Aufguss abseihen und für eine Spülung nach der Haarwäsche anwenden, zuvor mit heißem Wasser verdünnen.

Die Kopfhaut intensiv mit milchsäurehaltigen Mitteln wie Kefir, Sauermilch oder Molke einreiben, massieren und einwirken lassen. Nach 20 bis 30 Minuten mit klarem Wasser abspülen.

Eine Teemischung wie folgt zubereiten: Gleiche Teile von Brennnesselblättern (Urtica) und Birkenblättern (Betula), Klettenwurzel (Arctium lappa), Schafgarbe (Achillea millefolium), Kraut des Feldschachtelhalms (Equisetum arvense) und Kamillenblüten (Matricaria recutita) mischen. 1 Esslöffel der Mischung mit 1 Glas (200 Milliliter) kochendem Wasser aufbrühen. 30 Minuten ziehen lassen und die Kopfhaut 2-bis 3-mal pro Woche damit einreiben. Lässt sich auch als Spülung nach der Haarwäsche verwenden.

Целительная мазь от
ожогов
Залить в небольшую кастрюлю
0,5 литра растительного масла,
дать ему закипеть на огне.
Затем положить в кипящее
масло 30 гр. пчелиного воска и
размешать. Когда температура
смеси снизится (чтобы не
обжигало кожу), добавить один
сырой куриный желток. Ещё
раз хорошо размешать до
образования однородной массы.
Готовую мазь хранить в холоде!

Hilfe für Dies und Das

Haarausfall

Bei einer Zugfahrt fiel mir eine Mitreisende ob ihres wunderbar dichten Haares auf. Als ich sie darauf ansprach, erzählte sie mir ihre Geschichte:

„Als Kind fielen mir einmal die Haare aus. Auf der Kopfhaut bildeten sich kahle Stellen, groß wie Fünfkopekenstücke. Ein Nachbar aus dem Dorf empfahl meinem Vater ein Hausmittel. Papa ging in den Wald und schnitt dort einen daumendicken Zweig Kreuzdorn (Frangula alnus) ab. Zu Hause hieb er ihn in kleine Stücke und füllte damit einen gusseisernen Topf bis oben. Dann goss er Wasser darauf und stellte den Topf in den vorgeheizten russischen Ofen. Der Topf blieb dort die ganze Nacht. Als Vater den Topf herausholte, war der Sud sehr dunkel. Mein Kopf wurde rasiert. Vater goss den Sud in eine Schüssel und wusch mir damit den Kopf. Er machte das einige Male – und immer mit dem gleichen Sud. Meine Haare begannen wieder zu wachsen."

Es gibt noch ein anderes **Hausmittel gegen Haarausfall**. Man wäscht den Kopf statt mit Shampoo mit einem **Sud aus Kräutern**.

Man benötigt dafür Brennnesseln (Urtica), Kletten (Arctium lappa) und Kamille (Matricaria recutita). Unterstützend wirkt, die Kopfhaut alle 10 Tage mit Salz und 1-mal pro Woche mit Zwiebelsaft einzureiben. Andere schwören auf Eigelb, das anstelle von Shampoo verwendet wird. Das Haar glänzt und fühlt sich seidig an, besonders, wenn man anschließend eine Spülung mit Apfelessig macht.

Wenn Sie dünne, brüchige Haare haben, dann hilft Ihnen dieses Rezept:

.Je 1 Esslöffel Zwiebelsaft und Honig verrühren, gut in die Kopfhaut einmassieren. Den Kopf warm halten. Nach 30 Minute Einwirkzeit mit warmem Wasser ausspülen.

Zahnfleischbluten

Bei Zahnfleischbluten und zur Vorbeugung von Parodontose empfiehlt meine Babuschka eine Heilmixtur, die mit einem Wattebausch auf das Zahnfleisch aufgetragen wird. Die Mixtur hilft bei Zahnfleischentzündungen, eignet sich aber auch zur Vorbeugung. Ich reibe das Zahnfleisch nach dem Zähneputzen damit ein. Am besten kurz vor dem Schlafengehen, wenn man keine Speisen mehr zu sich nimmt. Ich bewahre die Mixtur im Kühlschrank auf.

Mixtur gegen Zahnfleischbluten

Ich mische 1 Esslöffel Sanddornöl, 1 Esslöffel Zedernöl, 1 Teelöffel Honig und je 1 bis 2 Tropfen ätherisches Kiefernöl, Basilikumöl und Eukalyptusöl sorgfältig miteinander.

Wenn das Zahnfleisch zu bluten beginnt, empfehle ich eine weitere einfache Behandlungsmethode.

Ich nehme eine Handvoll Kiefernnadeln, begieße sie mit kaltem Wasser und lasse sie bei kleiner Flamme köcheln. Dann einige Stunden ziehen lassen, abseihen und mit dem Sud den Mund ausspülen. Die Beschwerden verschwinden augenblicklich.

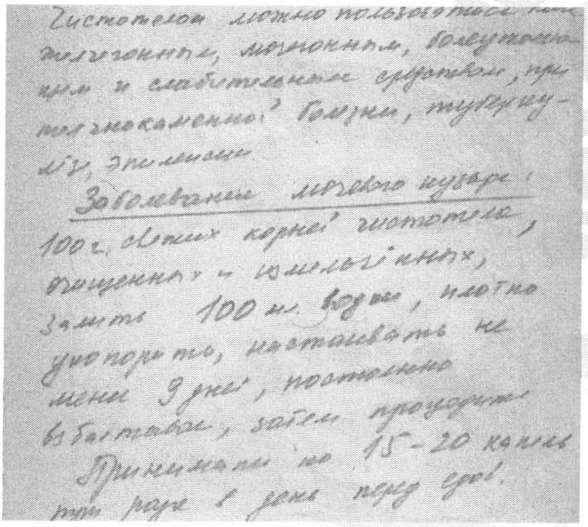
Заболевание мочевого пузыря
100 г. свежих корней чистотела, очищенных и измельчённых, залить 100 мл водки, плотно закупорить, настаивать не менее 9 дней, постоянно взбалтывая, затем процедить. Принимать по 15–20 капель три раза в день перед едой.

Zahnschmerzen

Vor einigen Jahren schmerzte bei mir ein Zahn unter einer Krone. Alle natürlichen Behandlungsmethoden, die ich kannte, blieben wirkungslos. Also musste ich zum Zahnarzt. Sein Urteil: Die Zahnbrücke muss raus. Die Prozedur sollte sich den ganzen Sommer lang hinziehen. Ich dachte nach und beschloss, es doch mit Methoden der Volksmedizin zu versuchen. Gab es keinen Erfolg, könnte ich immer noch zum Zahnarzt gehen und die Brücke entfernen lassen. Das Rezept lautet wie folgt:

Man mischt einen ½ Teelöffel Soda mit einer Prise Salz und fügt dem ganzen 7 bis 8 Tropfen Wasserstoffperoxyd hinzu. Es entsteht ein breiartiges Gemisch mit einer Konsistenz wie Sauerrahm. Mit dem Finger trug ich das Gemisch auf die schmerzende Stelle beziehungsweise das Zahnfleisch auf und rieb es ein wenig ein. Ab und zu spuckte ich den Speichel, der sich bildete, aus. Ohne den Mund auszuspülen, legte ich mich schlafen. Am Morgen war ich schmerzfrei. Zur Vorbeugung trug ich das Gemisch dann auf alle Zähne auf. Und sobald heute ein Zahn ein wenig muckert, greife ich auf das Rezept zurück. Es ist sehr alt und wird von vielen Menschen verwendet.

Insektenstiche

Der Sommer ist auch die Zeit der nützlichen Insekten. Stechen sie zu, wird die Einstichstelle meist rot und beginnt zu jucken. Was kann man tun? Man nimmt 3 bis 4 Blatt **frische Petersilie**, spült sie mit Wasser ab, zerreibt sie zwischen den Fingern und trägt den Saft, der dabei entsteht, auf die Pusteln auf. Das Jucken vergeht sofort, die Rötung verschwindet, und am nächsten Tag ist keine Spur des Insektenstiches mehr zu sehen.

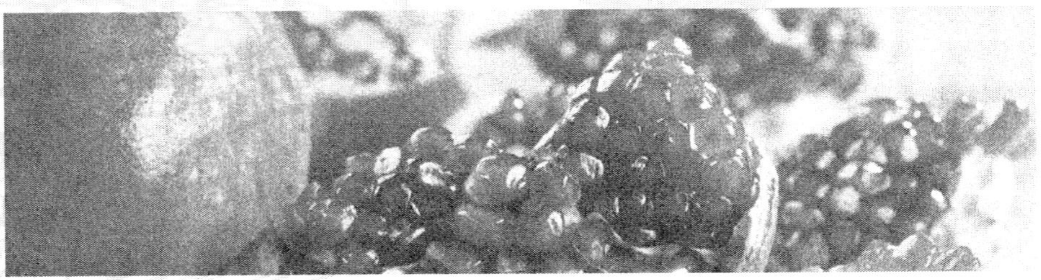

Schweißfüße

Schweißfüße kann man loswerden, indem man Fußbäder mit einem Sud aus Granatapfelschale nimmt und die Socken mit Eichenrinde (Quercus robur) „einpudert". Für die Zubereitung eines Fußbades nimmt man 2 Esslöffel Granatapfelschale, brüht sie mit 1,5 Glas Wasser auf und lässt sie 3 bis 5 Minuten kochen. Den Sud 15 bis 20 Minuten ziehen lassen, sorgfältig abseihen und mit 1 Liter Wasser verdünnen. Die Füße 20 Minuten darin baden, dann abtrocknen und mit einer milden (unparfümierten) Hautcreme einreiben. Die Socken mit Pulver aus Eichenrinde einpudern. Für ein nachhaltiges Ergebnis wendet man die Fußbäder mindestens einen ganzen Monat lang an.

Hier noch ein Hausmittel, das unsere Vorfahren gegen Schweißfüße anwendeten. Sie legten frische Erlenblätter (Alnus incana) in die Schuhe und liefen damit den Tag über herum, nachts legten sie Erlenblätter in ihre Wollsocken, zogen sie an und gingen so zu Bett.

Gewichtsreduktion

Hier ist ein sehr altes bewährtes Rezept einer heilkundigen Frau für alle, die ohne ermüdende Diäten und ohne erschöpfendes Training im Fitnessstudio abnehmen möchten.

Man nimmt je 100 Gramm getrocknete Kamille (Matricaria recutita), Johanniskraut (Hypericum perforatum), Sand-Strohblume (Helichrysum arenarium) und Birkenknospen (Betula pendula). Alles miteinander mischen und in einem Mörser zu Pulver zerstoßen, dann wie Tee aufbrühen. Es kommt 1 Teelöffel der Mischung auf einen ½ Liter kochendes Wasser. Jeweils am Morgen und am Abend 1 Glas davon trinken, nach Belieben mit Honig süßen. Nach der abendlichen Einnahme bis zum Morgen nichts mehr essen oder trinken.

Unfruchtbarkeit

Ein **Tee aus Barbarakraut** (Barbarea vulgaris) hilft Männern, die an einer Störung ihrer Fortpflanzungsfähigkeit leiden, besonders bei inaktiven Spermien.

Einen ½ Teelöffel des zerkleinerten Barbarakrauts mit 1 Glas kochendem Wasser brühen und ziehen lassen. Nach dem Essen je ein ¼ Glas 4-mal täglich trinken, bis sich ein Ergebnis einstellt.

Bei Unfruchtbarkeit hilft auch **Rosenwurz** (Sedum roseum).

1 Esslöffel der zerkleinerten Wurzeln mit 300 Milliliter kochendem Wasser aufbrühen und 2 Minuten auf kleiner Flamme kochen. Dem Sud 2 Esslöffel zerkleinertes Esparsettenkraut (Onobrychis arenaria), 2 Esslöffel zu Pulver gemahlenes Acker-Hellerkraut (Thlaspi arvense), 1 Teelöffel Blüten vom Barbarakraut (Barbarea vulgaris) und 1 Teelöffel zerkleinerte Ingwerwurzel hinzugeben. 250 Milliliter Wasser zugießen, alles erneut zum Kochen bringen, vom Herd nehmen und 2 Stunden ziehen lassen. Durch eine Lage Mull filtern und in gleichen Mengen 3-mal täglich 30 bis 40 Minuten vor den Mahlzeiten trinken. Den Sud täglich frisch zubereiten. Spätestens nach 3 Monaten sollte es eine Verbesserung geben.

Vorbeugung von Prostataentzündungen und Prostataschwellungen

Eine alte Heilerin erzählte mir, wie sie Patienten behandelt, die erste Anzeichen von Prostataschwellungen aufweisen:

„Ich zerkleinere 250 Gramm Kürbiskerne im Fleischwolf, füge 500 Milliliter Lindenblütenhonig hinzu, mische alles und bewahre die Mischung im Kühlschrank auf. Der Patient nimmt davon 1 Teelöffel 3-mal täglich jeweils 30 Minuten vor den Mahlzeiten und lässt die Mischung im Mund zergehen wie ein Stück Konfekt, Die Behandlung dauert 2 Monate. Das wichtigste dabei ist, keinen einzigen Tag auszulassen.

Und ein anderes bewährtes Hausmittel sei hier noch erwähnt: 1 Esslöffel Blüten der Gemeinen Schafgarbe (Achillea millefolium) zerstoße ich und brühe sie mit 250 Milliliter Wasser auf, lasse sie 1 Stunde lang ziehen und seihe sie ab. Der Patient trinkt den Aufguss warm jeweils 80 Milliliter 3-mal täglich.

Mit diesem Aufguss kann man auch kleine Einläufe machen. In eine kleine Klistierspritze wird ein ½ Glas Aufguss aus der Gemeinen Schafgarbe (Achillea millefolium) aufgezogen und direkt in den Dickdarm eingeführt. Während des Einlaufes und im Anschluss daran, etwa 5 bis 10 Minuten oder länger in Seitenlage bleiben. Außerdem sollte der Patient im Lauf des Tages 50-mal die Übung Fahrradfahren in der Luft und Beinschere ausführen, 100 Kniebeugen machen und 3-mal täglich 25 bis 30-mal die Pomuskeln anspannen und versuchen, den Anus nach innen zu ziehen. Alle Methoden sind vielfach erprobt und haben sich im Lauf vieler Jahre als ausgesprochen wirksam erwiesen."

Schwindelgefühl

Bei Schwindelgefühl hilft **Melissentee** (Melissa officinalis).

1 Esslöffel frische oder getrocknete Melisse auf 1 Glas kochendes Wasser geben. Auch Kleeblüten (Trifolium pratense) haben sich bewährt. Dabei 2 Esslöffel getrocknete Kleeblüten mit einem ½ Liter kochendem Wasser aufbrühen und über Nacht in einer Thermoskanne ziehen lassen. Am Morgen abseihen und im Lauf des Tages, am besten 30 Minuten vor den Mahlzeiten, in kleinen Schlucken trinken.

Aus Kleeblüten kann man zudem einen alkoholischen Auszug gegen Schwindelgefühle zubereiten. Hier noch weitere einfache und wohltuende Rezepte gegen Schwindelgefühl.

1 Messerspitze klein gehackte Ingwerwurzel mit warmen Wasser aufgießen, umrühren, trinken. Oder einfach ein kleines Stück der frischen Wurzel kauen. Ein Getränk aus 2 Teelöffeln Apfelessig und 1 Teelöffel Honig auf 1 Glas Wasser hat sich ebenfalls bewährt – auf nüchternen Magen trinken. Auch frisch gepresster Karottensaft hilft. Je ein ½ Glas 3-mal täglich trinken.

Alkoholischer Auszug aus Kleeblüten

Aus Kleeblüten kann man einen alkoholischen Auszug zubereiten, wenn man die Blüten mit Wodka ansetzt, 2 Wochen stehen lässt und dann filtert. Vom Auszug 1 Esslöffel auf 1 Glas Wasser 3-mal täglich 30 Minuten vor den Mahlzeiten zu sich nehmen.

Kopfschmerzen

Gegen Kopfschmerzen hat Babuschka folgende Anwendung parat:

Sie mischte in gleichen Teilen getrocknete Basilikum- (Ocimum basilicum), Melisse- (Melissa officinalis) und Salbeiblätter (Salvia). Auf 1 Glas kochendes Wasser gibt sie 1 Teelöffel der Kräutermischung. Sie lässt den Tee 20 Minuten ziehen, dann gießt sie ihn durch ein Sieb ab. Getrunken wird er unbedingt in kleinen Schlucken und mit 1 Löffel Honig gesüßt.

Wenn man sich nach dem Genuss des Tees ruhig verhält oder hinlegt, ist man eine halbe Stunde später in Bestform. Der Aufguss wirkt auch beruhigend auf das Nervensystem.

Kopfschmerzen lassen auch nach, wenn man einen **Aufguss aus Bärentrauben** (Arctostaphylos uva-ursi) **und Pfefferminze** (Mentha piperita) trinkt.

Am Vorabend in einer Thermoskanne 2 Esslöffel Bärentrauben und 1 Esslöffel Pfefferminze mit einem ½ Liter kochendem Wasser aufbrühen. Im Lauf des Tages warm 3- bis 4-mal jeweils 30 Minuten vor den Mahlzeiten trinken. Über einen Zeitraum von 6 Wochen regelmäßig anwenden.

Geheimnisse der sibirischen Gesundheit

Der Begriff „sibirische Gesundheit" ist in Russland weit verbreitet. Wir wünschen einander oft „sibirische Gesundheit", und damit ist nicht nur die Abwesenheit von Krankheit gemeint, sondern auch Kraft und Stärke in Körper, Geist und Seele.
In Sibirien existiert eine alte Tradition der Naturheilkunde, deren Methoden großen Erfolg haben. Die sibirischen Heil- und Kräuterkundigen betrachten den Menschen ganzheitlich und streben nach dem Einklang von Körper, Geist und Seele. In Sibirien sagt man, dass es keinen Sinn macht, Symptome zu behandeln, ohne zu verstehen, was im Menschen vor sich geht und wie sich sein Alltag gestaltet. Die sibirischen Heilkundigen sind gute Psychologen, die den Kranken helfen, negative Emotionen, Angst, Sorge, Gereiztheit und Spannungen zu erkennen und zu verarbeiten, um sich schlussendlich von ihnen lösen zu können. Wenn wir wütend und angespannt sind, verlieren wir viel Energie, und als erstes leidet darunter die Leber. Die Leber ist unser „emotionalstes" Organ, sagen die Sibirier. Nach der Leber werden die Blutgefäße und der Kreislauf sowie andere Organe in Mitleidenschaft gezogen. Man muss lernen, alles zu „löschen", was einen beeinträchtigt, wirklich zu hören, zu sehen und zu fühlen. Babuschka Raissa Romanowa aus dem Dorf Kedrowka in der Region Kemerowo, eine der angesehensten Heilerinnen in Sibirien, spricht von „Säcken voller unnützer Dinge, die der Mensch über Jahre mit sich herum schleppt".
Viele sibirische Heilkundige entstammen der uralten Schamanenkultur. Es gibt heute noch Schamanen, und sie werden auch heute noch gebraucht. Sie arbeiten zum Teil mit dem gleichen Wissen über die Heilkraft von Kräutern, wie die Kräuterkundigen. Es heißt aber auch, dass nicht der Schamane selbst entscheidet, ob er eine Krankheit heilen und Leiden lindern wird, sondern diese Aufgabe übernehmen seine spirituellen Begleiter und Lehrer. Ein Schamane ist immer nur der Vermittler für helfende spirituelle Kräfte.
In Sibirien heißt es auch, dass man Naturheilkunde nicht „studieren" kann, man benötige eine Gabe, das Talent und ein besonderes Gespür dafür, „Naturtalent" eben. Ein Heilkundiger beobachtet genau und über lange Zeiträume. Er spürt eine Krankheit auch dann, wenn noch gar keine klaren Symptome auftreten. Er nutzt in seinen Überlegungen und Beobachtungen viele Wege und ist in seiner Denkweise offener als Schulmediziner. Unter den Schamanen gibt es Heiler, die Zahnschmerzen zum Abklingen bringen, Blutungen stoppen oder Schmerzen lindern können. Sehr oft hörte ich von den „Rezepten der Babuschka Odegon". Ich recherchierte,

dass sie im 19. Jahrhundert eine der berühmtesten Schamaninnen und Heilerinnen Sibiriens war. Sie lebte auf der Insel Olchon im Baikalsee. Im Regionalmuseum in Chuschir, einem Örtchen auf der Insel, werden persönliche und rituelle Gegenstände aus ihrem Besitz aufbewahrt. Es war schon eine ganz eigene und besondere Erfahrung, diese Dinge zu sehen, zu berühren und zu spüren. Die Rezepte der Babuschka Odegon sind Teil der mündlichen Überlieferungen, die von den Schamanen auch heute noch weitergegeben werden. Ein anderer Teil der Rezepte stammt von der bereits erwähnten sibirischen Heilerin aus Kedrowka, von Babuschka Raissa Romanowa.

In Sibirien gibt es eine Vermischung von alten Zivilisationen. Hier wurde die russisch-sibirische Volksmedizin durch die tradierten Heilmethoden der zahlreichen indigenen Völker und Völkerschaften des weiten Raumes zwischen Ural und Pazifik bereichert.

Nehmen wir die Jakuten. Die Geheimnisse der Volksmedizin wurden bei den Jakuten von Generation zu Generation weitergegeben. Die einen Heilkundigen wandten nur pflanzliche und tierische Mittel an, andere befassten sich nur mit Aderlassen, die dritten mit dem Knochenrichten, die vierten schworen auf Massagen, die fünften behandelten nur Augenkrankheiten und die sechsten konzentrierten sich auf Geburtshilfe.

Bei Angina wurde ein Hasenfell um den Hals gebunden, manchmal wurde es eingeseift, gegurgelt wurde mit Salzlösungen oder mit einem aus Weidenrinde gebrautem Sud. Die Alten nutzen Tiere für einige physiotherapeutische Verfahren. War in einer Familie das Kind erkältet, so wickelten man es in ein Fell oder setzte es sogar in die Bauchhöhle eines gerade getöteten, noch warmen Tieres. Nicht weniger wirksam war es, das Kind, eingewickelt in warme Tierhaut, in die noch heiße Asche des Feuers zu legen.

От язвы желудка

Календула, цветки – 1 часть
Ромашка, цветки – 1 часть
Сушеница болотная, трава – 1 часть
Хвощ полевой, трава – 1 часть
Полынь полевая, трава – 2 части
Репейничек волосистый, трава – 2 части
Шиповник, лепестки – 2 части
Укроп душистый, плода – 3 части
Зверобой, трава – 4 части
Подорожник, листья – 4 части
Тысячелистник азиатский, цветки 7 частей
Две столовые ложки залить 500 мл. кипятка, настоять в плотно закрытой посуде пол часа. Пить 4 раза в сутки по полстакана.

Gegen Magenschmerzen hilft heute noch ein Auszug aus Wermutkraut oder Gemeinem Beifuß (Artemisia vulgaris).

Kopfschmerzen erklären die Jakuten damit, dass „böses Blut" in den Kopf steigt, und sie behandeln den Schmerz mit Aderlassen. Andere Heiler und Heilkundige greifen auf eine Kopfmassage zurück. Ihrer Erklärung nach ent-

steht ein Kopfschmerz, wenn es zu Abweichungen vom Knochenschädel kommt, man muss also diese Abweichung beseitigen. Zur Feststellung der Abweichung wird ein Papierband oberhalb der Ohren gelegt, darauf werden mit Kohle die Stirnmitte, die Ohren und der Nacken fixiert, Abweichungen sind da, wenn sich die Linien nicht in der Mitte treffen. Dann greift man zur Massage, mit den Handflächen wird Druck von zwei gegenüberliegenden Polen ausgeübt und zugleich von oben nach unten massiert, die Massage dauert 10 bis 15 Minuten, der Masseur muss eine „weiche Hand" haben. Bei Migräne wird eine besondere Kopfmassage angewandt.
Erfrierungen werden bei den Jakuten mit dem Fett der Leber der Quappe und einer Lotion aus Pferdeaugen geheilt.
Erkältungen treten nach Meinung der Jakuten aufgrund von schlechter Ernährung, kalten Getränken und von Müdigkeit nach einer langen Wanderung oder Fahrt auf. Die Volksmediziner heilen Erkältungen bevorzugt mit Aderlassen an verschiedenen Körperteilen, damit sich die Erkältung nirgendwo festsetzen kann. Zudem wird ein Sud aus den Blättern des Rundblättrigen Wintergrüns (Pyrola rotundifolia) gereicht. In den letzten Jahren greift man in Jakutien auch zu einem Auszug aus Wodka, der auf scharfer roter Peperoni angesetzt wird. Der Patient muss viel Tee trinken, um zu schwitzen. Bei starkem Husten wird die Brust mit dem Fett aus der Leber der Quappe eingerieben.
Oder nehmen wir die Ewenken. In der ewenkischen Volksmedizin liegt viel Interessantes, Nützliches und Lehrreiches. Nehmen wir zum Beispiel das Fett des Tarbagan, das ist das Sibirische Murmeltier (Marmota sibirica), mit dem Lungenkrankheiten behandelt werden. Hier ist die Geschichte des Jägers Prokop aus Tschapo-Ologo:

Er litt in seiner Jugend an Tuberkulose, bereits die Hälfte seiner Lunge war zerfressen. Ein alter Ewenke riet ihm, eine Flasche mit durchsichtigem Tarbagan-Fett zu nehmen und damit aus dem Inhalt des Blinddarms des Tarbagan, drei oder vier seiner Gallenblasen und zwei blauen Blüten, die das Tarbagan so gerne frisst, einen Aufguss zu machen. Die Blumen blühen im Sommer in den Bergen, in denen auch das Tarbagan lebt. Die Blumen sind klein und fast nicht sichtbar, aber ihre Wurzeln sind lang und dick wie ein Finger. Der Aufguss bekommt die Farbe von Kognak. Offensichtlich sammeln sich in der Flasche irgendwelche Gase, deshalb muss der Pfropfen fest sitzen. Auf den Rat des Ewenken nahm Prokop 2-mal täglich 1 Esslöffel morgens auf nüchternen Magen und abends vor dem Schlafengehen. Und er erzählte: „Vom ersten Löffel wurde mir schlecht, nach dem zweiten Löffel schien alles zu Ende: Alles Innere stieg in mir nach oben, dann erbrach ich mich, Eiter kam aus der Kehle. Nach dem dritten Löffel erbrach ich drei Stücke, groß wie Nüsse, ich erstickte fast, als sie in der Kehle steckten. Dann floss reines Blut, und ich wollte verdammt viel es-

sen, habe viel gegessen, habe Bärenfleisch gegessen, Tarbagan gegessen ... und die Flasche habe ich ganz geleert. Seitdem bin ich gesund."

Schwindsüchtigen geben die Ewenken Bärenblut. Gegen Husten bereiten sie einen Auszug von Rosmarinblättern zu. Verbrennungen werden mit Hundeblut behandelt. Schusswunden schließen sich mit einer Auflage von getrockneten und zerstoßenen Flechten, für Stichwunden nutzen die ewenkischen Heilkundigen Asche oder Tabak. Auf Abzesse wurde ein Pflaster aus Fehfell oder Hasenbalg aufgelegt, manchmal gab man ein wenig Haselhuhnfleisch dazu. Bei Prellungen half eine Lösung aus dem heilenden Kraut „tschucht" und in kochendem Wasser ausgekochte Bärenleber. Gegen Leberschmerzen nahm man Bärengalle und Galle des Bergschafs. Gebärenden reichte man Bärengalle zur Geburtsbeschleunigung. Die Ewenken haben ihre eigenen Mittel zur Behandlung von Fieber, Herz- und Kreislauferkrankungen sowie Hautkrankheiten – und die meisten dieser Mittel sind rein pflanzlich. Und sie kennen die Akupunktur.

Auch das Wickeln haben die Ewenken auf eigene Weise gelöst, denn Windeln gibt es nicht. In die Wiege legt die ewenkische Mutter Rauchholz, das fein zerkrümelt und zerbröselt wird. Die Jakuten hingegen nutzen weiches, trockenes Tundramoos, das viel Flüssigkeit aufsaugen kann. So blieb das Baby immer trocknen und konnte sich auch bei den Überlandreisen in der Wiege bei minus 50 Grad Celsius nicht erkälten.

Es gibt für das „deutsche Ohr" ganz **ungewöhnliche tierische Heilmittel** – das **Geweih von Maral, getrockneter Moschus**, **Bärenfett** und **Bärengalle** gehören fraglos dazu. Dazu ein kleiner Exkurs.

Die sibirischen Heilkundigen vergleichen das **Geweih von Maralhirschen** hinsichtlich seiner nützlichen Wirkstoffe mit der Ginsengwurzel. Und ohne Frage belegt das Maralgeweih einen der ersten Plätze in der Liste der traditionellen Heilmittel zur Stärkung und zur Bewahrung der jugendlichen Spannkraft bis ins Alter. Und das schon seit der Antike.

Der Maral gilt als eines der schönsten Tiere der Welt. Ein ausgewachsener Maral ist rund 1,6 Meter hoch und wiegt zwischen 300 und 350 Kilogramm. Ungeachtet ihres doch recht beachtlichen Gewichts sind es sehr anmutige Tiere, die sich mit ungewöhnlicher Leichtigkeit auch an Berghängen bewegen. Man kann allerdings nicht sagen, dass der Maral ein bescheidenes und zurückhaltendes Wesen hat, er ist aufbrausend, aggressiv, aber auch menschenscheu. Warum wird gerade das Geweih des Sibirischen Marals so hoch geschätzt? Wapitis (der Maral ist eine Unterart) gibt es schließlich auch in Neuseeland, Kasachstan, Korea, Nordamerika, China und einigen anderen Ländern. Der Grund dafür ist Sibirien mit seinen sauberen Gewässern, dem Bergklima, der Abgeschiedenheit von der Zivilisation. Der Lebensraum des Sibirischen oder Altai-Marals ist der Altai, das Sajangebirge und die Gebiete westlich des Baikalsees, alles Regionen, die zu den saubersten der Welt zählen. Wissenschaftler behaupten, dass die Heileigenschaft des Geweihs daraus resultiert, dass der Maral regelmäßig eine bestimmte Wurzel frisst, die nirgendwo sonst auf der Welt zu finden ist.

Die sibirischen Jäger lieben es, das Blut eines gerade getöteten Marals zu trinken, vor allem das aus dem Geweih eines jungen Marals. Am Ende des Geweihs machen sie mit dem Messer einen Schnitt und trinken das austretende Blut. Dies gilt als das beste Mittel zur Bewahrung der Jugend.

In Sibirien erzählte mir ein Mann:

> *„Mein alter Großvater hat sich nie von seinem Stück Maralgeweih getrennt, bei großer Müdigkeit während der Jagd kratzte er ein wenig an diesem Stummel und gab eine Prise des feinen Staubes in seinen Tee. Dann lief er wieder schneller als ich."*

Ich lebte viele Jahre in Sibirien, und wie die Heilkundigen aus dem Geweih eine Arznei machten, konnte ich vielmals erleben. Sie schälen das Geweih aus der Haut, zerstoßen es zu Pulver, das sie in Milch kochen, dann nehmen sie es zusammen mit Tee ein. Wie ich hörte, hilft diese Arznei bei **Blutarmut, Rheuma und Hernie** (Austritt von Eingeweiden aus der Bauchhöhle).

Sie bereiten einen Aufguss, der als starkes Tonikum Verwendung findet, besonders wohltuend wirkt er bei älteren Menschen. Behandelt werden damit **Erschöpfungszustände und Durchfall**. Man nutzt den Aufguss zur Erleichterung bei einer Geburt. Äußerlich angewendet wird er zur Behandlung von **Druckgeschwüren und infizierter Wunden**. Behandelt werden damit auch **Blutdruckschwankungen, Erkrankungen des Magen-Darmtrakts, Herz-Kreislauf-Erkrankungen,** Komplikationen in

Aufguss mit Honig und Maralgeweih

Sie nehmen 5 Gramm zerstoßenes Maralgeweih, 10 Gramm Honig, 5 Gramm Sanddornbeeren, 5 Gramm Berberitze, mischen alles und gießen es mit 0,7 Liter Wodka auf. Dann muss der Aufguss 3 Wochen an einem kühlen, dunklen Ort ruhen. Von Zeit zu Zeit die Flasche schütteln. Die Flüssigkeit erhält ein würzig-holziges Aroma, eine strohgelbe Farbe, ist süß-säuerlich im Geschmack, doch leicht bitter im Nachgeschmack und entfaltet dann einen angenehmen Kirschgeschmack. 3-mal täglich 1 Esslöffel 30 Minuten vor den Mahlzeiten einnehmen.

Sud mit Kräutern

1 Esslöffel gut zerstoßenes Maralgeweih und 1 Esslöffel Rosenwurz (Rhodiola rosea) vermischen, mit einem ½ Liter Wasser aufgießen, 20 Minuten bei schwacher Hitze köcheln, dann abseihen. Jeweils 100 Milliliter 5-mal täglich trinken, die letzte Portion nicht später als 18.00 Uhr einnehmen.

Maralgeweih mit Honig

Mischen Sie Honig mit pulverisiertem Maralgeweih im Verhältnis 5:1. Dann die Mischung 1 Monat stehen lassen, von Zeit zu Zeit mit einem Holzspatel umrühren. 1 Teelöffel 1 Stunde vor dem Frühstück einnehmen, lassen Sie den „angereicherten Honig" unter der Zunge zergehen, die Behandlung über 30 Tage fortsetzen.

Maralgeweih-Tee

3 Gramm Maralgeweih mit 200 Millilitern kochendem Wasser aufbrühen, 60 bis 90 Minuten ziehen lassen, abseihen. Das Getränk in 3 Portionen über den Tag verteilt trinken.

Maralgeweih auf Rotweinbasis

Grob zerstoßenes Maralgeweih mit Rotwein begießen, so dass es leicht bedeckt ist. Das Gefäß dicht verschließen, und 10 bis 11 Tage an einem dunklen Ort ziehen lassen. Zum Abendessen über einen Zeitraum von 14 Tagen 25 Milliliter trinken.

den Wechseljahren, **Gicht, Harnsteine, krankhafte Abmagerung und Blutarmut.**
Heilmittel aus Maralgeweih können Sie ohne Probleme zuhause zubereiten, sie müssen nur ein Stückchen Geweih, dieses heilenden Wunders der Natur, kaufen. Es ist teuer, aber die Wirkkraft rechtfertigt den investierten Betrag. In Sibirien kaufen die Menschen heute getrocknetes Pulver für die Zubereitung. Jedoch beachten Sie, dass der Maralhirsch in Russland heute unter Artenschutz steht.

Was die Popularität betrifft, so folgt auf Platz 2 nach dem Maral das Sibirische Moschustier. Hier wird in der Volksmedizin vor allem die Drüse des männlichen Tieres genutzt, die mit einem dickflüssigen, scharf riechenden, bräunlichen Sekret gefüllt ist. Die Drüse enthält 10 bis 20 Gramm natürliches Moschus. Es zählt zu den teuersten Produkten tierischen Ursprungs, von dem bereits der Gelehrte Ibn Sina (Avicenna) berichtete. In Sibirien werden Heilmittel mit Moschuszusatz bei Melancholie verabreicht, traditionell trugen die Menschen ein Beutelchen mit Moschuszusatz auf der Brust: gegen den Bösen Blick und gegen Unglück. Mit Moschus versuchen die Heilkundigen, die männliche Potenz zu steigern. In Westeuropa wird Moschus nicht für medizinische Zwecke benutzt, hier findet es Verwendung in Seifen und Parfums.
Hier ein Rezept: Auf 1 Glas heißes Wasser oder Tee geben Sie 1 bis 2 Gramm getrocknetes Moschus. Davon nehmen Sie mehrmals 1 Esslöffel als Stärkungsmittel zu sich. **Bei Grippe** und Erkältungskrankheiten trinken Sie das ganze Glas auf einmal.
Auf den Bären, die **Bärengalle** und das **Bärenfett** haben wir bereits bei der kurzen Exkursion zu den Ewenken verwiesen. Über das sibi-

rische Bärenfett wurden früher ganze Lobeshymnen verfasst, es wirkt Wunder bei lahmen, verrenkten und schmerzenden Gliedern und Gelenken. Bärenfett ist ein einzigartiger natürlicher Komplex von Proteinen, Vitaminen, Nukleinsäuren und Mineralien, die in das Gewebe in unveränderter Form eindringen und leicht vom menschlichem Körper aufgenommen werden. In Sibirien wie in anderen Regionen der Welt, etwa China, Tibet und im Fernen Osten, ist Bärenfett seit Jahrhunderten als Mittel der Volksmedizin bekannt. Jedoch stehen Bären heute in Russland unter Artenschutz, und das Bärenfett, das man früher selbst in Apotheken kaufen konnte, wird in Russland offiziell nicht mehr verkauft.

Maralgeweih auf Wodka

15 Gramm zerstoßenes Maralgeweih mit 250 Millilitern Wodka aufgießen, 30 Tage an einem dunklen Ort ziehen lassen. 2-mal täglich 25 Tropfen 30 Minuten vor einer Mahlzeit einnehmen.

Das Besondere an der sibirischen Heilkunst ist die Verwendung von allem, was uns die Natur und vor allem die Taiga so freigebig schenkt. Und da steht natürlich ganz weit vorne die Zeder mit ihren Zapfen, aus denen die vitamin- und mineralstoffreichen **Zedernkerne** gewonnen werden. Die Kerne besitzen nach Analysen der Nahrungsmittelexperten nicht nur einen hohen Energiegehalt (bis zu 20 Prozent Eiweiß), sie sind auch leicht verdaulich und enthalten bis zu 60 Prozent ungesättigte Fettsäuren. 100 Gramm Zedernnüsse können den täglichen Bedarf an Aminosäuren und wichtigen Spurenelementen wie Magnesium, Mangan, Kupfer, Kalium, Kobalt und Zink decken. Die Nüsse sind darüber hinaus reich an Eisen und Jod, sie enthalten praktisch alle Vitamine, die der Mensch braucht. Nach Erkenntnissen der Ernährungswissenschaftler gibt es kein anderes Lebensmittel, das reicher an Magnesium wäre. Das Öl aus den Zedernnüssen ist demnach mit Fug und Recht das Volksheilmittel Sibiriens. In der traditionellen russischen Medizin wird aber nicht nur die Frucht, sondern eigentlich der gesamte Baum mit all seinen Bestandteilen für medizinische Zwecke verwendet. Sogar der Duft des Baumes hat eine desinfi-

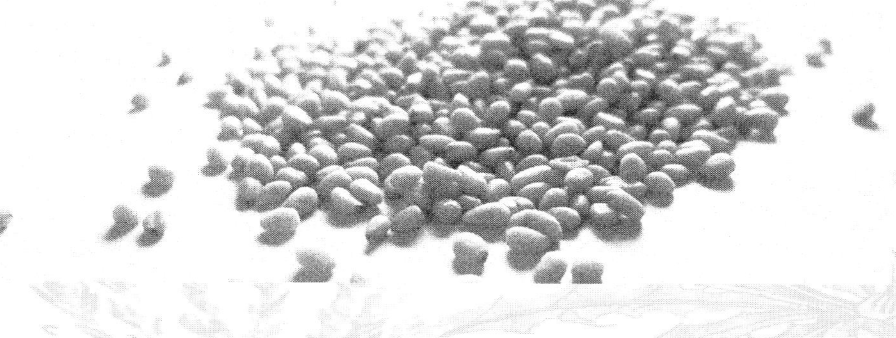

zierende Wirkung, und das Harz wird zur Wundheilung verwendet. Zedernnüsse können Allergikern helfen, nicht nur bei Allergien auf Nüsse und Milch. Zedernnüsse, aufbereitet als Nusssahne oder Nussmilch, werden traditionell sowohl stillenden Müttern zur Vermehrung der Milchbildung als auch Schwangeren empfohlen. Zedernnüsse sollten in der Nahrung von Kindern und Jugendlichen reichlich vorhanden sein, denn sie unterstützen sowohl die körperliche als auch geistige Entwicklung. Außerdem fördern sie die Regeneration nach schweren Krankheiten, bei Gewichtsverlust und Appetitmangel. Zedernusssahne wurde in Sibirien als Heilmittel bei Tuberkulose eingesetzt und wird heute noch bei zuviel Magensäure, Entzündung der Magenschleimhaut und Magengeschwüren sowie Krankheiten des Zwölffingerdarms und der Nieren und bei Nervenstörungen angewandt. Die sibirische Zeder (Pinus sibirica) wächst in den Naturwäldern zwischen dem Ural und dem Pazifischen Ozean und wird bis zu 1 000 Jahre alt. Ihre Früchte, die Zedernnüsse, werden aufwändig in einer kontrolliert und genehmigten Wildsammlung zusammengetragen. Anschließend werden sie schonend kalt gepresst. So bleiben die besonderen Inhaltsstoffe erhalten, die dem Zedernnussöl beziehungsweise den Zedernnüssen zu ihrem Ruf als „Brot der Taiga" verhelfen. Für die Bewohner der Taiga ist die sibirische Zeder ein Symbol für Gesundheit, Langlebigkeit und Kraft. Ihr Öl wird nicht nur wegen seines erlesenen Geschmacks, sondern auch wegen seiner gesundheitsfördernden Eigenschaften in Russland hoch geschätzt. Es wird vorbeugend bei Erkältungskrankheiten, Grippe, Rheuma und anderen Krankheiten in der Volksmedizin angewandt und hat eine hohe therapeutische Effektivität bei der Behandlung von Herz-Kreislaufstörungen, Bluthochdruck, Entzündungen, Tracheitis (Entzündung der Luftröhre), Laryngitis (Kehlkopfentzündung), Magenleiden, Sodbrennen, Potenzproblemen, Neurodermitis und anderen Hautkrankheiten. Die Verwendungsmöglichkeiten des hochwertig gewonnenen Öls sind vielfältig. Es verleiht zahlreichen Gerichten einen besonderen Pfiff. Das Zedernnussöl hat zudem einen hohen Gehalt an essentiellen Fettsäuren und Vitaminen. In der überlieferten Volksmedizin Russlands wird berichtet, dass das Öl bei Allergenen wirkt, jung hält, die Leistungs-

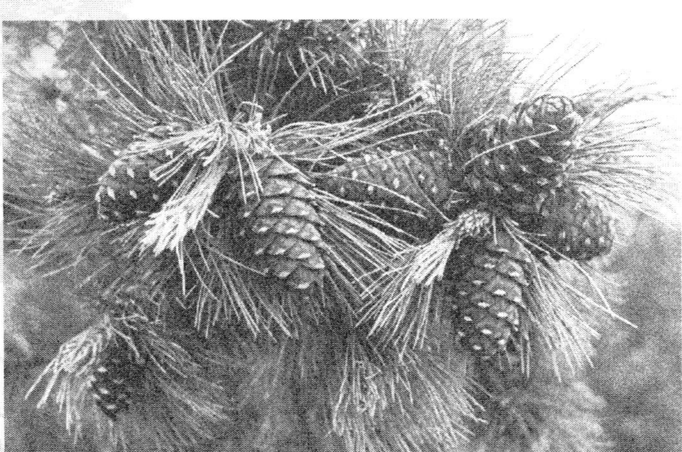

fähigkeit fördert und das Müdigkeitssyndrom und Antriebsschwäche beseitigt. Die empfohlene Einnahmemenge von Zedernnussöl zur Nahrungsergänzung ist mindestens 3-mal täglich einen Teelöffel.

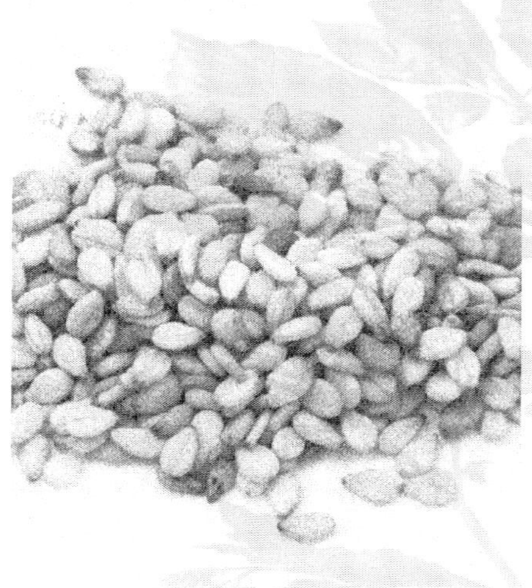

Ein Fass aus Zedernholz

In Sibirien sagt man: Alles ist genial einfach. Dies trifft uneingeschränkt auf das Heilen im Zedernfass zu. Das Fass ist einzigartig und hat tolle medizinische Eigenschaften, doch ist es von einfachster Art. Äußerlich sieht es aus wie ein ganz gewöhnliches Fass, etwa 130 Zentimeter hoch und hergestellt aus dem Holz der Sibirischen Zeder. Genauer gesagt, eignet sich für die für Gesundheitszwecke hergestellten Fässer nur das Holz 100-jähriger Zedern, die viele nützliche und dem Körper wohltuende Substanzen gespeichert haben. Die Volksmedizin sieht folgendes Verfahren vor: Steine werden im Feuer erhitzt. Diese werden unter das Fass geschoben, in dem bereits ein Patient sitzt. Die Wärme steigt von unten auf, von oben wird der Patient mit warmen medizinischen Kräuteraufgüssen begossen. Mit diesem Verfahren werden **Nacken-, Rücken- und Gelenkschmerzen** behandelt.

In der Kombination von Zedernfass und Tannenöl sowie mit Aufgüssen aus Johanniskraut, Pfefferminze und Klettenwurzel werden erfolgreich **Asthma, Bronchitis und Hypertonie** geheilt. Gut wirkt die Behandlung auf das **Nervensystem**, sie stärkt die **Abwehrkräfte**, normalisiert den **Stoffwechsel** und wirkt schmerzlindernd bei **Ischias** und **Rheuma**.

Zedernkerne

Die Sibirische Zeder schenkte der Welt eine sehr wertvolle Medizin – nämlich die Zedernnüsse, die ein mächtiger Quell von Lebendigkeit und Vitalität sind. Die Zedernfrüchte reinigen die Seele und den Geist, stärken die seelische Balance und die Gesundheit. Dieses Geschenk der Natur dient nicht nur der Heilung des Körpers, sondern auch der Seele. In der Medizin werden Sie getrocknet und zubereitet genutzt. Besonders beliebt ist in Sibirien ein alkoholischer Aufguss auf Zedernnüssen, dessen Verwendung sich im Laufe der Zeit bewährt hat. Die einheimische Bevölkerung verwendet Zedernnüsse seit Jahrhunderten als Lebensmittel, und mit dem „sibirischen Gespräch" – den klappernden Nüssen beim Lösen der Schalen – verfliegen die langen Winterabende.

Zederntinktur

Die berühmte Zederntinktur, deren Rezept von Generation zu Generation weitergegeben wurde, wird seit langem verwendet, um Patienten bei Erkältungen, Gelenkschmerzen, Schmerzen im Körper und Rheuma einzureiben. Getrunken wird die Tinktur, um die **Ablagerung von Salzen** im Körper zu verhindern, **Nieren- und Lebererkrankungen** zu heilen und die Arbeit des **Magen-Darmtraktes** anzuregen. Die Zederntinktur ist unentbehrlich bei der Behandlung von nicht heilenden und **eitrigen Wunden, Abzessen, Geschwüren** und **chronischen Hämorrhoiden.**
Es gibt viele Möglichkeiten, die Zedernkerne zu verarbeiten, die verbreitesten sind die folgenden:

Nr. 1. In ein Glasgefäß 40 Gramm Zedernkerne geben, mit 0,5 Liter Wodka oder Weingeist auffüllen, die Tinktur 40 Tage an einem dunklen Ort ziehen lassen, alle 3 Tage gut umrühren. Dann wird die Tinktur filtriert und als Heilmittel benutzt.

Nr. 2. 500 Gramm Zedernkerne in ein Glasgefäß geben, mit Wodka (oder Weingeist) auffüllen, so dass die Flüssigkeit die Kerne vollständig bedeckt. 12 bis 14 Tage sich entfalten lassen, dann kann man die Tinktur verwenden.

Nr. 3. Die Zedernkern im Mörser gut zerstoßen und zerreiben, dann Wodka oder Weingeist aufgießen, so dass die Flüssigkeit mindestens 5 Zentimeter über den Kernen steht. Eine Woche später die Tinktur abseihen und in ein Glasgefäß gießen.

Die Tinkturen haben therapeutische Eigenschaften. In erster Linie ist eine positive Wirkung auf die männliche Potenz und die Funktion der Verdauungsorgane festzustellen. Darüber hinaus trägt es zur Verbesserung von Seh- und Hörfunktionen bei, verhindert Salzablagerungen und hat eine Anti-Tumor-Wirkung. Wie kein anderes Naturheilmittel stärkt es das Immunsystem. Lotionen mit der Tinktur dienen der Wiederherstellung der Haut und der Wundheilung, sie werden aufgetragen bei Verletzungen, Verbrennungen und Rissen. Die Tinktur unterstützt die Heilung von Gelenkerkrankungen und reinigt die Lymphen und das Blut.
Man nimmt die Zedernkerntinktur 1 bis 2 Monate ein. Dann 30 Tage pausieren und die Anwendung wiederholen. Direkt vor den Mahlzeiten einige Teelöffel Tinktur mit 10 Milliliter abgekochtem heißem Wasser mischen und trinken. Vor der Anwendung den Arzt um Rat fragen.

Tinktur aus Zedernkernschalen bei Leukämie, Ischias und zur Stärkung des Immunsystems

Die Tinktur aus Zedernkernschalen zeigt gute Wirkung in der komplexen Behandlung von Leukämie. Das Rezept ist einfach: 100 Gramm Schale werden in ein Glasgefäß gegeben und mit Wodka aufgegossen, so dass die Schalen vollständig be-

deckt sind. Das Behältnis an einen dunklen Ort stellen. Nach 7 Tagen filtrieren. Nehmen Sie 3-mal täglich 1 Teelöffel zu sich.
Zur **Stärkung der Abwehrkräfte** wird die Tinktur wie folgt hergestellt: ein ½-Liter-Glas mit getrockneten Zedernkernschalen füllen, Alkohol aufgießen, den Deckel dicht schließen und 3 Wochen sich entfalten lassen. Dann filtrieren und die Tinktur in ein dunkles Glasbehältnis geben, so werden die Wirkstoffe länger bewahrt. 2-mal täglich 1 Teelöffel 30 Minuten vor einer Mahlzeit zu sich nehmen.

Tinktur aus Zedernkernschalen

Wirksam bei Ischias ist folgende Tinktur: 200 Gramm getrocknete Zedernkernschalen zu Pulver zerstoßen, Wodka aufgießen und das Gefäß dicht verschließen. Die Tinktur muss 1 Monat stehen, dann filtern. 2 Esslöffel jeweils 30 Minuten vor den Mahlzeiten einnehmen.

Aufguss aus den Schalen der Zedernkerne bei Funktionsstörungen der Verdauungsorgane, Heuschnupfen und Bronchitis

Jeweils 1 Esslöffel der Zedernnussschalen mit 1 Tasse kochendem Wasser aufbrühen, 15 bis 20 Minuten ziehen lassen, dann filtern, jeweils eine ½ Tasse zwischen den Mahlzeiten trinken, maximal 5-mal täglich.
Für die Behandlung von allergischem Schnupfen und Bronchitis nimmt man ein Glas gemahlener Zedernussschalen, gießt es mit 1 Liter kaltem Wasser auf, stellt dies ins Dampfbad oder erhitzt es langsam auf kleiner Flamme. Dabei muss der Deckel des Topfes fest verschlossen sein, das ganze mindestens 3 Stunden köcheln oder im Dampfbad garen. Alles abkühlen lassen, filtrieren, abfüllen und im Kühlschrank lagern.

Der Aufguss aus Schalen der Zedernkerne ist zugleich ein Schmerzmittel mit entzündungshemmender Wirkung und sehr hilfreich für Frauen in den Wechseljahren und bei starken Blutungen.

Zedernkerne für die Behandlung von Stoffwechselstörungen, Nierensteinen und Gallensteinen sowie bei Lebererkrankung

Für die Behandlung von Stoffwechselstörungen bereitet man eine Tinktur auf Wodkabasis.

Die Zedernnüsse waschen und auf einem Handtuch trocknen, alles zusammen mit den Schalen in ein Glasbehältnis geben, Wodka aufgießen, der 4 bis 5 Zentimeter über den Zedernnüssen stehen muss. Eine Woche an einem kühlen, dunklen Ort stehen lassen, dann filtern. Über einen Zeitraum von 2 Monaten 1 Esslöffel 3-mal täglich einnehmen.

Zur Behandlung von Nieren- und Gallensteinen sowie bei Lebererkrankungen und zur Blutreinigung nimmt man statt des Wodkas einen Wein mit geringem Alkoholgehalt. Um die Wirkung der Tinktur zu verstärken, können Sie ein wenig Honig hinzufügen.

Zedernnüsse bei Bronchitis, Gicht und Arthritis

Die nützlichen Eigenschaften der Zedernnüsse helfen bei einer Bronchitis.

Nehmen Sie ein Glas Zedernkerne vermischen Sie es mit einem Glas Grieß, dann gießen Sie 0,5 Liter Wodka auf. Lassen Sie das Behältnis 2 Wochen an einem dunklen Ort stehen, jeden Tag umrühren. Bei einer Bronchitis 1 Teelöffel 3-mal täglich einnehmen.

Bei Gicht bereiten Sie eine Zedernkerntinktur wie bei Stoffwechselstörungen zu. Davon 1 Esslöffel pro Tag einnehmen.

Um Arthritis zu behandeln, waschen sie 30 Gramm Zedernkern, gießen die Kerne mit 0,5 Liter Wodka auf und lassen alles 40 Tage stehen. Zur Behandlung nehmen Sie 5 Tropfen pro Tag, dann erhöhen Sie die Dosis um jeweils 5 Tropfen pro Tag, nach fünf Tagen nehmen Sie 1 Monat lang 10, 15, 20 und bis zu 35 Tropfen täglich zu sich.

Zedernnussmilch zur Stärkung des Immunsystems, bei erhöhter Magensäure, Gastritis, Magengeschwür, Nieren- und Harnblasenerkrankungen sowie bei Nervenerkrankungen

In Sibirien wird aus Zedernnüssen eine sogenannte Pflanzensahne hergestellt. Die Nüsse mit Schale werden leicht getrocknet. Dann wird die Schale entfernt, und die Kerne werden getrocknet. Danach wird die Haut der Kerne entfernt, indem die Kerne in den Handflächen gerieben werden. Die Kerne werden dann in einem hölzernen Mörser zerstoßen. Nach der Zugabe von heißem Wasser wird der entstandene Brei in einen Tontopf gefüllt und zum Kochen in einen Herd oder Ofen gestellt, bis die Zedernsahne fertig ist. Mit der Zugabe von weiterem heißen Wasser erhält man eine magere Zedernkernmilch. Der Fettgehalt der unverdünnten Sahne übersteigt den von fetter Kuhmilch. Milch oder Sahne von Zedernnüssen eignen sich bei der Behandlung von Nervenerkrankungen, Arteriosklerose, hoher Magensäure, Gastritis, Magen- und Zwölffingerdarmgeschwüren, Nieren- und Harnblasenerkrankungen. Zedernnusssahne und –milch stärken das Immunsystem von Kindern und Erwachsenen, haben eine positive Wirkung auf die geistige und körperliche Entwicklung des Kindes.

Eine Geschichte über die Moosbeere

Die **sibirische Moosbeere** enthält Zitronen-, Ascorbin-, Benzoe- und Salicylsäure, Vitamin C, Zucker, Pektin und andere für den Menschen nützliche Stoffe. Sie wird seit langem zu therapeutischen Zwecken genutzt, darunter als Vitamingetränk bei **Entzündungskrankheiten, Rheuma** und **Bluthochdruck**. In der jakutischen Medizin finden auch die Blätter der Moosbeere Verwendung, hergestellt wird daraus eine Tinktur auf Alkoholbasis, die vor allem bei **Gliederschmerzen**, bei **Rheumatismus** und bei **Erkältungen** hilfreich ist. In den letzten Jahren haben Wissenschaftler

festgestellt, daß die Moosbeere eine weitere wertvolle Eigenschaft hat: Sie verstärkt die Wirkung von Antibiotika, die bei Nierenbeckenentzündungen und anderen Nierenerkrankungen verschrieben werden. Auch heißt es, daß die Beere beziehungsweise ihr Saft vor Nieren- und Harnblasinfektionen schützt.
Als wichtigstes Präparat wird aus den Moosbeeren ein Extrakt hergestellt, eine dicke, dunkelrote Flüssigkeit mit eigentümlichen Geruch und säuerlichem Geschmack, die auch fiebersenkend bei Malaria wirkt und bei Avitaminose (vollständiges Fehlen eines oder mehrerer Vitamine im Körper) verschrieben wird.

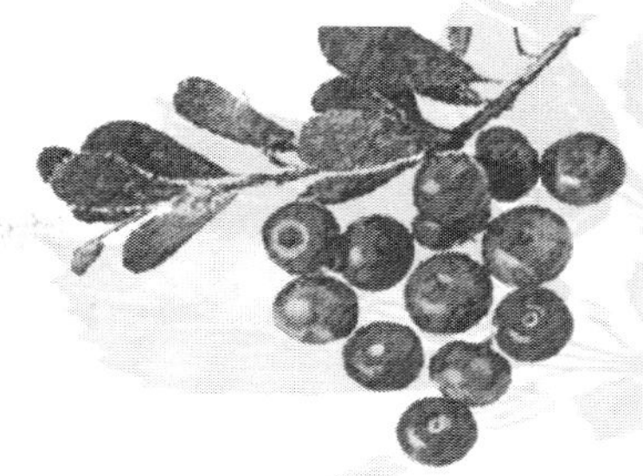

Hier möchte ich Ihnen einige traditionelle **Volksrezepte mit Moosbeeren** vorstellen:

Moosbeerensirup

Moosbeerensirup ist hilfreich bei **Bronchitis**.

Zerstoßen Sie 100 Gramm Moosbeeren, drücken Sie den Saft aus und fangen ihn auf, dann geben Sie 50 Gramm Zucker hinzu und bringen alles zum Kochen, abkühlen lassen und 200 Milliliter Wodka hinzufügen. Von dem Sirup nehmen Sie 20 Milliliter 2-mal täglich vor den Mahlzeiten ein.

Moosbeerentinktur

Moosbeerentinktur wird bevorzugt bei **Grippeerkrankungen** verabreicht.

Sie mischen 200 Milliliter Moosbeerensaft, 200 Milliliter frisch gepressten Rübensaft und 200 Milliliter Wodka, dann geben Sie alles in ein Glasgefäß, das sich dicht verschließen lässt, und bewahren es 3 Tage im Kühlschrank auf. 20 Milliliter 3-mal täglich 1 Stunde vor den Mahlzeiten nehmen, bis Sie vollständig genesen sind.

Marmelade aus Moosbeeren

Moosbeerenmarmelade stärkt das Immunsystem. Sie brauchen 900 Gramm Moosbeeren, 900 Gramm geschälte und zerkleinerte Äpfel und 100 Gramm Walnüsse. Dann erhitzen Sie 300 Milliliter Wasser, fügen 1 Kilogramm Zucker hinzu, geben die Moosbeeren, Apfelstücke und Walnüsse hinzu, alles bei schwacher Hitze 25 bis 30 Minuten kochen lassen. Die Marmelade geben Sie in ein sterilisiertes Glas und verschließen es dicht mit einem Deckel. Je 20 bis 30 Gramm täglich 30 Minuten vor dem Frühstück einnehmen, warmes Wasser nachtrinken.

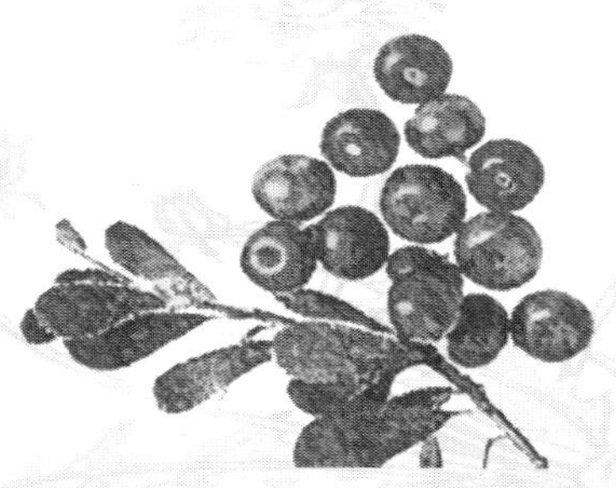

Moosbeerenmus

Moosbeerenmus nimmt man zur Verbesserung der Elastizität der Gefäßwände und zur Vorbeugung von Thrombose und Arteriosklerose 300 Gramm Moosbeeren, 300 Gramm geschnittene Zwiebeln und 3 Knoblauchzehen vermischen und durch den Fleischwolf drehen. Von der Masse nehmen Sie 3-mal täglich vor den Mahlzeiten 50 Gramm, die in ein kleiner Menge Wasser kurz erwärmt werden. Die Behandlung dauert 4 bis 6 Wochen.

Ameisenbad

In Sibirien werden rheumatische Schmerzen in den Beinen auch mit einem Ameisenbad geheilt. Man holt aus dem Wald eine Tasche voll Ameisen und gibt sie in eine Wanne mit kochendem Wasser. Wenn das Wasser abgekühlt ist stellt man die Beine in den Zuber und bedeckt alles mit einer dicken Decke. Diese Anwendung macht man 3-mal am Tag.

Moosbeerenmus
Moosbeerenmus nimmt man zur Verbesserung der Elastizität der Gefäßwände und zur Vorbeugung von Thrombose und Arteriosklerose

Ein weiterer Rohstoff aus Sibirien ist **Mumijo** (Asphaltum punjabinum), ein geheimnisvolles Naturprodukt, das die indigenen Völker in Sibirien als „Schweiß der Berge" bezeichnen und das im Altai „Öl der Berge" genannt wird. Es entsteht auf Felsen, die mit Wolfsmilcharten (Euphorbia) bewachsen sind und wenn diese intensiv von der Sonne bestrahlt werden. Mumijo gilt als **allgemeines Stärkungsmittel**. Es hat eine glänzende Oberfläche, löst sich in heißem Wasser gut auf, der Geschmack ist ein wenig bitter, die Farbe reicht von hellbraun bis schwarz. In Russland ist es übrigens als offizielles Medikament zugelassen. Mumijo wird äußerlich in Form von Einreibungen und Kompressen und innerlich als Sud oder Tropfen angewendet.
Einfacher als Mumijo sind **Fichtennadeln** zu finden, die vor allem für heilende Bäder genutzt werden. Als Badewanne wird ein Holzzuber verwendet.
In Sibirien werden rheumatische Schmerzen in den Beinen auch mit einem Ameisenbad geheilt. Man holt aus dem Wald eine Tasche voll Ameisen und gibt sie in eine Wanne mit kochendem Wasser. Wenn das Wasser abgekühlt ist stellt man die Beine in den Zuber und bedeckt alles mit einer dicken Decke. Diese Anwendung macht man 3-mal am Tag.

Ist man bei den Bädern, muss man natürlich die **Banja, die sibirische Sauna**, erwähnen. Zur Behandlung vieler Krankheiten und zur Stärkung der Gesundheit gehen die Sibirier in die Banja, das Dampfbad oder die Sauna. Man sagt, der Sibirier kennt keine Erkältung und keine Erschöpfungszustände. Jede Woche, manchmal öfter, steht ein Banja-Besuch auf dem Programm. „Sie heizen sich auf, dann lassen sie sich in den Schnee fallen, springen selbst bei härtestem Frost in ein Eisloch. Sie bleiben solang in der Kälte, dass ihr Haar bereift ist und der Körper blutlos scheint", berichten Zeitgenossen.

Aber das ist nicht alles. Die Sibirier schlagen sich mit Reisern von Nadelbäumen oder mit Büscheln aus Brennnesseln oder Kräutern, als besonders wirksam gelten traditionell Birkenreiser. Kaltwasseranwendungen, Massagen, Aufwärmen im heißen Sand – auch dies ist weit verbreitet.

Gäste in die Banja einzuladen, ist in Sibirien überall verbreitet. Damit es in der Sauna richtig heiß wird, wird auf die Steine des Saunaofens kaltes Wasser geschüttet. Das heißt im Volksmund „Dampf hinzugeben", denn das Wasser verwandelt sich sofort in heißen dichten Dampf, der die ganze Banja erfüllt. Und dann kommen die Birkenreiser zum Einsatz, das ist wie eine Massage, wenn beim richtigen Schlagen bestimmte Körperpunkte aktiviert werden.

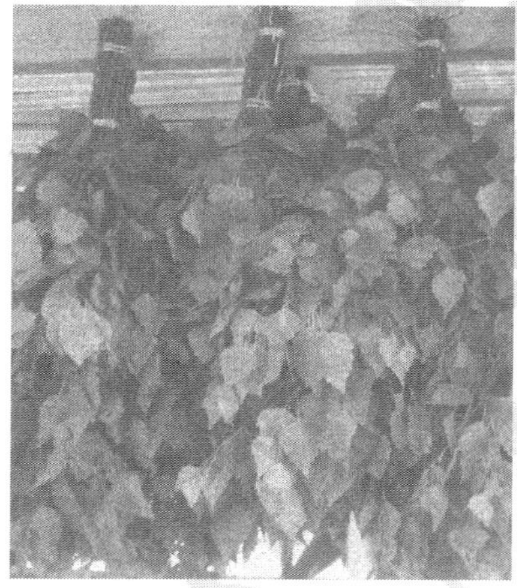

Rezept gegen Gelbsucht (icterus)

In das heiße Badewasser einen abgekochten Sud aus Blättern, Beeren und Rinde des Faulbaums und einer roten Paprikaschote geben. Nach den Worten einer Heilerin vergeht die Gelbsucht nach drei Tagen mit solchen Bädern von selbst.

Die gesundheitsfördernde Wirkung der Sauna ist natürlich auch in Deutschland bekannt. In Russland werden mit dem Saunieren in der Dampfsauna viele Krankheiten geheilt. Zum Beispiel Pocken und Masern, natürlich jede Erkältung. In den einzelnen Regionen nutzt man in den Banjas ganz unterschiedliche Anwendungen. In einer werden die Besucher mit Wodka, der auf Pfefferschoten lange gezogen hat, eingerieben. Bei rheumatischen Erkrankungen werden oft junge Brennnesseln statt Reisern benutzt. In Sibirien glaubt man, dass die Brennnessel das Blut reinigt, deshalb wird sie auf der Haut verrieben.

Wir könnten hier nun ausführlich auf die Heilwirkung der **Taigawurzel** (Sibirischer Ginseng, Eleutherococcus senticosus) und der **Tschagapilze** (Schiefer Schillerporling, Inonotus obliquus) eingehen, aber am häufigsten wird in Sibirien die **Ginsengwurzel** (Panax ginseng c. a. meyer) als Heilmittel verwendet.

Ginseng hat neben seinem wissenschaftlichen viele andere Namen: Wurzel des Lebens, Menschenwurzel, Götterkraut, Gabe der Unsterblichkeit, Salz der Erde, Weltwunder, Korn der Erde und viele andere. Aus dem Chinesischen übersetzt bedeutet „gin" Mensch und „seng" Wurzel. Der wissenschaftliche Name bedeutet in seiner Übersetzung aus dem Griechischen „Mittel gegen alle Krankheiten". Seit 4 000 Jahren benutzen die Menschen die Ginsengwurzel als Heilmittel bei zahlreichen Krankheiten. In Sibirien wächst Ginseng in der südlichen Taiga, im Fernen Osten. Die indigenen Völker, die Ultschen, Udegen (oder Udehe) und Nanaier wenden Ginseng seit Jahrhunderten an. Ich kannte einen Mann, der sein ganzes Leben lang in der Taiga Ginsengwurzeln suchte und von ihrem Verkauf lebte. Diese Menschen werden in Sibirien als „kornewschtschiki" („Wurzelmenschen") bezeichnet. In alten Büchern heißt es über sie: „Ein Leben voller Entbehrungen und Gefahren in den weiten dichten Wäldern und wilden Bergen hinterlässt bei diesen Menschen Spuren der Askese. Es sind besondere Wesen, die den Instinkt von Wölfen, die Augen von Falken und die Geschicklichkeit von Tigern entwickelt haben."

Im Jahr 1274 berichtete Marco Polo in seinem Buch über seine Reisen in den Osten von einem „Lebenselixier". Die erste ernsthafte Arbeit über die Heilwirkung der Ginsengwurzel erschien in Europa erst im Jahre 1718. Der weit gereiste französische Jesuitenmönch Joseph-François Lafitau (1681 bis 1746) trug Kenntnisse über Ginseng zusammen: „Das ist ein großartiges Mittel gegen alle Arten von Schwäche, die von extremer Erschöpfung des Körpers und des Geistes herrührt. Ginseng heilt Lungenschwäche und Pleuritis (Rippenfellentzündung), stoppt Erbrechen, stärkt die Brust und den Magen, vergrößert die Lebenskraft und erhöht die Lymphe im Blut. Er wirkt gut gegen Schwindelgefühl und Sehschwäche und verlängert das Leben bis in ein hohes Alter."

Ginseng ist eine krautige, sehr langlebige Pflanze von 30 bis 60 Zentimetern Höhe. Bekannt sind Pflanzen, die über 140 Jahre alt sind. Der Blütenstand hat die Form einer Dolde mit 16 Blüten und leuchtend roten Beeren. Die Ginsengwurzel bildet spindelförmige Wurzelbündel mit zahlreichen Verzweigungen und wird bis zu einem ganzen Meter lang.

Ich kenne keine andere Heilpflanze, über die so viele interessante Legenden erzählt werden wie über Ginseng! Eine davon

Цветочный сбор при сухом кашле

Цветы мальвы (просвирника) 30 частей
Цветки гречихи 30 частей
Цветки медуница 30 частей
Цветки мать-и-мачехи 30 частей
Цветки дикого мака 30 частей

50 г. полученной смеси залить литром кипятка, парить, укутав всю ночь. Выпить весь литр за день в тёплом виде (подогревая). Обязателен последний приём на ночь, перед сном.

möchte ich hier erzählen: „Es lebte einst ein Mann mit Namen Gin Seng. Er hatte die Fähigkeit, Menschen in Tiere oder Pflanzen zu verwandeln. Doch er war nicht glücklich darüber, so hielt er seine einzigartige Fähigkeit geheim. Ein Nachbar aber entdeckte und verriet es, und so musste Gin Seng in den Norden fliehen. Doch bald entdeckte man seinen Aufenthaltsort, so flüchtete Gin Seng weiter in die undurchdringlichen Wälder der Ussuri-Taiga und verwandelte sich in eine wundervolle Pflanze, dessen Wurzel der menschlichen Gestalt glich."
Übrigens, außer in Russland sind die wilden Vorkommen des Ginseng fast überall stark zurückgegangen oder ganz verschwunden. Die Erntezeit des Ginseng ist der Herbst, genauer der Oktober. Geerntet werden idealerweise die Wurzeln von mindestens sieben Jahre alten Pflanzen, da der Gehalt an wertvollen Ginsenosiden dann höher ist. Die Wurzeln werden vorsichtig ausgegraben und gereinigt. Dabei muss darauf geachtet werden, dass die Rindenschicht nicht verletzt wird.

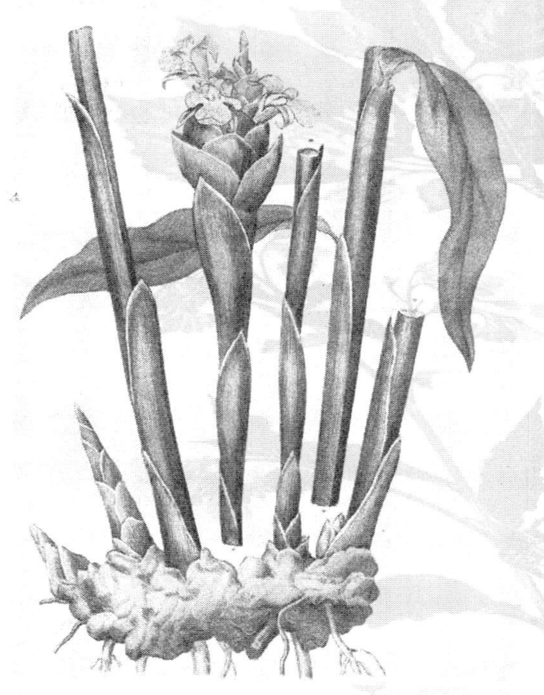

Was die Heilwirkung der Ginsengwurzel betrifft, so wurde in den letzten Jahren eine erstaunliche Entdeckung gemacht. Ein wässriger Auszug der Ginsengwurzel senkt den Blutdruck, ein alkoholischer Auszug hingegen lässt ihn steigen. Ein Mittel, das in beide Richtungen wirken kann, das ist tatsächlich außergewöhnlich.

Ein in der wissenschaftlichen Literatur wenig beleuchteter Fakt ist der gewichtsreduzierende Effekt von Ginseng. Ginseng wirkt nicht nur gegen Fettleibigkeit, sondern hilft aktiv, das Körpergewicht zu senken. Dieser Eigenschaft der Lebenswurzel gehen Wissenschaft-

Ginsengtee aus Pulver

Man nimmt getrocknete Ginsengwurzel (in Deutschland ist Ginsengwurzel in Bioläden, Reformhäusern, Apotheken erhältlich), mahlt sie zu Pulver. Dann übergießt man 1 Teelöffel Pulver mit 150 Milliliter kochendem Wasser. Man lässt den Tee abgedeckt 5 bis 10 Minuten ziehen, durch ein Sieb abgießen. Wenn man das Pulver in einen leeren Teebeutel gibt, muss der Tee nicht abgegossen werden.

Ginsengtee aus getrockneter Wurzel

Mit einem scharfen Messer die getrocknete Ginsengwurzel in möglichst dünne Scheiben schneiden. Dann 1 Teelöffel Ginsengscheiben in die Tasse geben, mit kochendem Wasser aufgießen, abgedeckt 10 Minuten ziehen lassen. Den Tee durch ein Sieb abgießen.

Ginsengtee aus frischer Wurzel

Mit einem scharfen Messer schneidet man die frische Ginsengwurzel in so dünne Scheiben wie möglich. 150 Milliliter Wasser zum Kochen bringen, 2 Minuten abkühlen lassen und einen Teelöffel der Ginsengscheiben hineingeben. 5 Minuten ziehen lassen. Den Tee durch ein Sieb abgießen. Die Ginsengscheiben kann man essen.

Ginsengauszug

30 Gramm getrocknete Wurzel gibt man auf einen ½ Liter kochendes Wasser. Nutzen Sie dazu einen nichtmetallischen Topf. Das Ganze muss 10 Minuten ziehen und wird dann abgeseiht.

ler in den USA in der letzten Zeit auf den Grund.
Seit langem werden Ginsengpräparate als Mittel zur Vorbeugung von Alterserscheinungen eingesetzt. Doch bis heute weiß man nicht, welche in dieser Wurzel verborgenen Stoffe tatsächlich wirksam sind.

Anämie
Anämie kann, wie andere Erkrankungen des Blutes auch, eine Folgeerscheinung anderer Krankheiten sein. Eisenmangel tritt häufig nach einer Operation oder einer schweren langwierigen Erkrankung auf. Zur Vorbeugung von Eisenmangel nimmt man einen Auszug aus der Ginsengwurzel 30 Tage lang zu sich, dabei je 1 Teelöffel 3-mal täglich 30 Minuten vor den Mahlzeiten einnehmen. Anstelle des Suds kann man auch einen **Ginsengtee** (Rezept siehe Kasten) verwenden. Jeweils 3 Tassen frisch bereiteten Ginsengtee über einen Zeitraum von 3 bis 4 Wochen einnehmen.
Auch eine alkoholische **Ginsengessenz** (Rezept siehe Kasten) ist bei Anämie wirksam. Man nimmt je 20 Tropfen 30 Minuten vor den Mahlzeiten. Die Anwendung dauert 30 Tage. Nach der Anwendung sollten die Blutwerte von einem Arzt kontrolliert werden.

Herzrhythmusstörungen
Beschleunigung oder Verzögerung des Herzschlags ist häufig die Folge von Neurosen oder von Herz-Kreislauferkrankungen. Ginsengpräparate wirken positiv bei Herzrhythmusstörungen, deren Ursache Neurosen, Erschöpfung, Stress und große körperliche Anstrengung oder Kreislaufstörungen sind. Man nimmt 1/3 Teelöffel **Ginsengextrakt** (Rezept siehe Kasten) täglich 20 Minuten vor dem Frühstück ein. Die Dauer der Anwendung beträgt 1 bis 3 Mona-

te in Abhängigkeit von der Schwere der Symptome.

Gelenkentzündung

Gelenkentzündungen oder Arthritis sind schmerzhaft. Häufig ist auch die Beweglichkeit der Gelenke beeinträchtigt und der Mensch in seinen Aktivitäten eingeschränkt. Indem Ginsengpräparate den Blutkreislauf verbessern, helfen sie dem Körper, sich von toxischen Einlagerungen in den entzündeten Gelenken zu befreien. Die Wirkstoffe in der Ginsengwurzel ähneln denen des entzündungshemmenden Cortison, einem Steroidhormon. Ginsengpräparate lindern die Gelenkschmerzen deutlich und wirken wohltuend auf das allgemeine Befinden des Kranken.

Ginsengessenz verwendet man zum Einreiben der schmerzenden Gelenke wie auch innerlich für das Abklingen der Entzündung. Die Gelenke werden 1- bis 2-mal täglich mit einer alkoholischen Ginsengessenz (Rezept siehe Kasten) eingerieben. Oder man befeuchtet eine Kompresse mit der Essenz und legt sie auf die schmerzenden Körperpartien. Unterstützend nimmt man 25 Tropfen der **Ginsengessenz** 2-mal täglich 20 Minuten vor den Mahlzeiten im Verlauf eines Monats ein. Nach einer 10-tägigen Pause wiederholt man die Anwendung.

Bei Gelenkentzündungen kann Ginseng auch zusammen mit Traubensaft getrunken werden, das ist weniger bitter. Dafür ½ Teelöffel Ginsengpulver (Rezept siehe oben) auf ein Glas Saft 2-mal täglich 30 Minuten vor den Mahlzeiten verwenden.

Arteriosklerose

Arteriosklerose ist eine chronische Erkrankung der Arterien, bei der sich die Gefäßwände verdichten und verdicken. Die Krankheit entsteht

Ginsengextrakt

Bei Ginseng-Extrakt oder Extraktpulver handelt es sich um individuell herausgelöste Wirkstoffe der Wurzel. Ein Extrakt konzentriert die Wirkstoffe. Um die erhöhte Konzentration zu erreichen, werden die Wurzeln zerkleinert und mit Alkohol beziehungsweise Wasser vermischt. Wasser- und alkohollösliche Wirkstoffe reichern sich in der Flüssigkeit an und können extrahiert werden. Bei der Extraktion bleibt eine breiige Masse übrig, das ist das pure Ginsengextrakt. Wird der Brei getrocknet, lässt er sich pulverisieren. Bei diesem Verfahren bleibt der typische Ginseng-Geschmack komplett erhalten.

Kalter Ginsengauszug

Auch für den Kaltauszug der Ginsengwurzel braucht man einen nichtmetallischen Topf. Man nimmt 60 Gramm getrocknete Wurzel und übergießt sie mit einem ½ Liter kaltem Wasser. Das Ganze muss 8 bis 12 Stunden bei Raumtemperatur ziehen. Dann abgießen.

Alkoholischer Ginsengauszug

In ein Glasbehältnis gibt man 90 bis 110 Gramm getrocknete und zerkleinerte Ginsengwurzel. Dann wird das Behältnis mit 240 bis 360 Gramm Wodka oder einem neutralen Weingeist aufgefüllt. Im Verhältnis 2:1 kommt noch Wasser hinzu. Das Behältnis muss gut verschlossen werden und für 2 Wochen bei Zimmertemperatur ruhen. Dann wird der Auszug abgefiltert.

Alkoholische Ginsengessenz aus getrockneter Wurzel

Getrocknete und zerkleinerte Ginsengwurzel mit Weingeist (70 Prozent Alkoholgehalt) in einem Glasbehältnis ansetzen, dabei nimmt man 20 Gramm Wurzel auf 300 Milliliter Alkohol. Das Ganze muss gut verschlossen 3 Wochen ziehen, das Gefäß von Zeit zu Zeit rütteln, dann abseihen.

in Folge von fettartigen Ablagerungen an den Innenseiten der Gefäßwände, hauptsächlich von Cholesterin.

Die Einnahme von Präparaten aus der Ginsengwurzel verhindert die Ablagerung von Cholesterin. Deshalb sollte bei einer Arteriosklerose eine Behandlung mit Ginseng erwogen werden.

Außer den vom Arzt verschriebenen Mitteln ist es sinnvoll, Präparate einzunehmen, die die Vitamine C und B2 und Jodverbindungen enthalten. Am besten ist das in der Apotheke erhältliche Präparat „Ginseng mit Vitaminen und Mineralstoffen" geeignet. Eine Kapsel pro Tag 30 Minuten vor einer Mahlzeit über einen Zeitraum von 1 Monat einnehmen. Nach einer Pause von 30 Tagen die Anwendung wiederholen.

Ginsengessenz (Rezept siehe oben) 2-mal täglich 30 Tropfen 20 bis 30 Minuten vor den Mahlzeiten über einen Zeitraum von 1 Monat einnehmen, dann 30 Tage pausieren.

Eines der besten Mittel zur Behandlung von Arteriosklerose ist Molke mit Ginseng. Man nimmt 1 Teelöffel Ginsengpulver auf 250 Milliliter Molke. Dies trinkt man 2-mal täglich 30 Minuten vor den Mahlzeiten über einen Zeitraum von 14 Tagen. Nach einer Pause von 10 Tagen die Behandlung über einen Zeitraum von 1 Monat mit einem Ginsengtee (Rezept siehe Kasten) fortsetzen, von dem man je 1 Tasse 2-mal täglich 20 bis 30 Minuten vor den Mahlzeiten trinkt.

Bronchitis

Bei einer Bronchitis, einer Entzündung der Lungenbläschen, sind auch die Schleimhäute betroffen. Akute Bronchitis tritt in der Regel als Folge einer Infektion auf und wird häufig von einer Erkrankung der oberen Atemwege be-

gleitet. Oft ist eine Schwächung des Immunsystems der Grund für eine Bronchitis, sowie eine Verkühlung des Körpers. Die Behandlung von akuter Bronchitis mit Ginsengpräparaten sollte erst in dem Stadium beginnen, wenn der Körper fieberfrei ist. Bei chronischen Formen der Erkrankung ist eine längere Behandlung mit Ginsengessenz empfehlenswert. Die vom Arzt verordneten Medikamente sollten ebenfalls eingenommen werden.
Zur Behandlung von akuter Bronchitis nimmt man einen warmen Ginsengauszug (Rezept siehe Kasten) ein, und zwar je 1/2 Teelöffel 2-mal täglich 30 Minuten vor den Mahlzeiten. Die Behandlung in der gesamten akuten Krankheitsphase durchführen. Anschließend den Auszug durch Essenz (Rezept siehe Kasten) ersetzen. Von der Essenz je 20 Tropfen 2-mal täglich 20 bis 30 Minuten vor den Mahlzeiten über 30 Tage einnehmen. Bei chronischer Bronchitis verwendet man einen Monat lang eine Ginsengessenz (Rezept siehe Kasten), je einen 1/2 Teelöffel täglich 30 Minuten vor dem Frühstück. Sehr gut wirkt bei chronischer Bronchitis auch der Ginsenghonig (auf 100 Gramm Honig geben Sie 2 Gramm Ginsengpulver, unter Rühren erwärmen), je 1 Teelöffel 2-mal täglich 30 Minuten vor den Mahlzeiten über einen Zeitraum von 2 Monaten einnehmen.

Bluthochdruck

Bluthochdruck entsteht in Folge hoher Spannung auf die Wände der feinen Blutgefäße, ihr Durchmesser verkleinert sich und die Durchblutung wird behindert. Der Druck des Blutes auf die Gefäßwände erhöht sich dabei. In der Naturheilkunde Sibiriens wird eine Mixtur aus Ginsengextrakt und Traubensaft zur Behandlung von hohem Blutdruck vorgeschlagen. Man nimmt davon je 1/2 Teelöffel 2-mal täglich 30

Alkoholische Ginsengessenz aus frischer Wurzel

In einem Glasbehältnis 1 Teil in Scheiben geschnittene frische Ginsengwurzel mit 5 Teilen Wodka aufgießen, 4 Wochen ziehen lassen, dabei von Zeit zu Zeit das Gefäß schütteln, dann abseihen.

Alkoholische Ginsengessenz aus frischer Wurzel

In einem Glasbehältnis 1 Teil in Scheiben geschnittene frische Ginsengwurzel mit 5 Teilen Wodka aufgießen, 4 Wochen ziehen lassen, dabei von Zeit zu Zeit das Gefäß schütteln, dann abseihen.

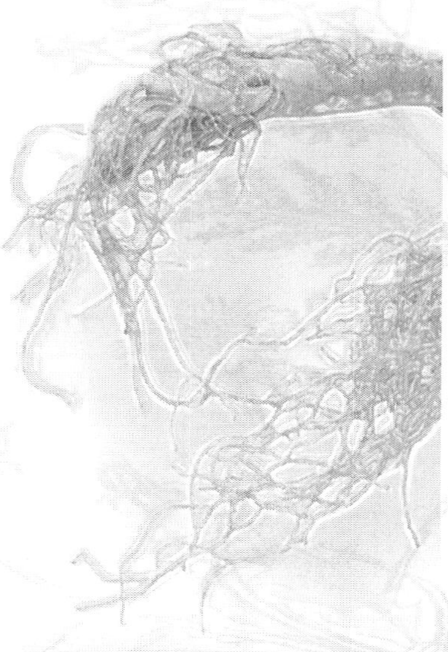

Minuten vor den Mahlzeiten. Nach 30-tägiger Anwendung sollte nicht nur der Blutdruck gesunken sein, sondern sollten auch die Begleitsymptome wie Schmerzen in der Brust, Schwindelgefühl und Kopfschmerzen, verschwunden sein.

Niedriger Blutdruck

Eine Senkung des Arterienblutdrucks ist in der Regel die Folge einer Funktionsstörung des Nervensystems. Die Ursache kann in Stresszuständen, Infektionen, Vergiftungen oder in Neurosen liegen. Eine vorbeugende Einnahme von Ginsengpräparaten kann niedrigen Blutdruck beim Auftreten genannter Risikofaktoren verhindern.

Zur Behandlung von niedrigem Blutdruck nimmt man Ginsengessenz (Rezept siehe Kasten) ein, und zwar je 30 Tropfen 2-mal täglich 20 bis 30 Minuten vor den Mahlzeiten. Die Anwendung sollte einen Monat lang erfolgen. Falls nötig, nach 10 Tagen Pause wiederholen. Falls Sie keine alkoholischen Essenzen vertragen, nehmen Sie ein Ginseng-Honig-Extrakt, und zwar 1/3 Teelöffel 1-mal am Tag 30 Minuten vor einer Mahlzeiten. Die Dauer der Anwendung beträgt zwei Monate.

Kopfschmerz und Schwindelgefühl

Die Gründe für Symptome wie Schwindelgefühl und Kopfschmerz können in einer Vorerkrankung oder in körperlicher und seelischer Überanstrengung liegen. Bei einer entsprechenden Diagnose helfen Ginsengpräparate.

Wenn der Grund für die Kopfschmerzen in einer Osteochondrosis (Störung bei der Umwandlung von Knorpel in Knochen) der Halswirbel liegt, kann man den Schmerz mit warmen Kompressen aus Ginsengauszug und Ginsengtee lindern. Ständige Kopfschmerzen und Schwindelgefühle, die etwa in Folge von körperlicher und seelischer Überanstrengung, Verstimmung des Nervensystems oder anderer äußerer Faktoren entstehen, werden mit einer Ginsengessenz (Rezept siehe Kasten) gelindert, von der man 2-mal täglich je 25 Tropfen über einen Zeitraum von einem Monat einnimmt. Dann 14 Tage pausieren und bei Bedarf wiederholen.

Zur Vorbeugung von Kopfschmerzen und Schwindelgefühl hat sich Ginsengextrakt (Rezept siehe Kasten) bewährt. 1/3 Teelöffel 2-mal täglich 20 bis 30 Minuten vor den Mahlzeiten einen Monat lang einnehmen. Bei starkem Kopfschmerz Stirn und Schläfen mit einem Auszug aus Ginseng (Rezept siehe Kasten) einreiben.

Grippe

Grippe ist eine akute Infektionskrankheit, die die Atemwege und das Nervensystem, manchmal auch das Herz-Kreislaufsystem angreift. Die Behandlung dieser Viruserkrankung erfolgt mit Medikamenten, die der Arzt verschrieben hat. Wenn jedoch eine Grippe-Epidemie bevorsteht und man einer Erkrankung vorbeugen will, so empfehlen sich Ginseng-Präparate. Eine Therapie mit Ginseng sollte erst am 5. bis 7. Tag der Erkrankung beginnen, um Komplikationen zu vermeiden.

Zur Vorbeugung von Grippe nimmt man den Extrakt (Rezept siehe Kasten) oder die Essenz (Rezept siehe Kasten) von Ginseng ein, vom Extrakt je einen ½ Teelöffel täglich 30 Minuten vor dem Mittagessen, dabei über einen Zeitraum von 10 bis 14 Tagen. Von der Essenz nimmt man 1 Monat lang 15 bis 20 Tropfen 2-mal täglich 20 bis 30 Minuten vor den Mahlzeiten ein.

Wer eine Grippe kürzlich überstanden hat, sollte zur Kräftigung des Körpers eine Woche nach Abklingen der Krankheit damit beginnen, einen Ginsenghonig einzunehmen.

Erwärmen Sie 100 Gramm Honig und rühren Sie zwei Gramm Ginsengpulver hinein, je 1 Teelöffel 2 bis 3 mal täglich 30 Minuten vor den Mahlzeiten einnehmen. Je nachdem wie man sich fühlt, dauert die Anwendung 1 oder 2 Monate.

Depressionen

Depressive Zustände werden in der Regel bei verschiedenen nervösen und psychischen Erkrankungen beobachtet. Sie werden von Traurigkeit, Niedergeschlagenheit, Bedrücktheit, düsterer Stimmung und eines schlechten psychischen Allgemeinzustands begleitet. Oft ist die Sprechweise verzögert, das Denken gebremst und die allgemeine Aktivität verringert. Eines der wirksamsten Mittel bei depressiven Zuständen, nervlicher Auszehrung und Nervenschwäche ist Ginseng.

In der Naturheilkunde verwendet man zur Behandlung von Depressionen einen alkoholischen Auszug aus der Wurzel und den Blättern der Ginsengpflanze. Für die Zubereitung eine Wurzel zerkleinern, mit Weingeist (60 Prozent Alkoholgehalt) im Verhältnis 1:10 ansetzen und drei Wochen lang ziehen lassen. Filtern und je 15 bis 20 Tropfen 1- bis 2-mal täglich 30 Minuten vor den Mahlzeiten einnehmen. Die Dauer der Anwendung beträgt 1 Monat. Dann 1 Monat pausieren, und die Anwendung bei Bedarf wiederholen.

Für die Zubereitung einer Essenz aus den Blättern des Ginseng wäscht man diese in kaltem Wasser, setzt sie mit Weingeist (50 Prozent Alkoholgehalt) in einem Verhältnis von 2:10 an und lässt sie 2 Wochen lang ziehen, dabei das Gefäß von Zeit zu Zeit rütteln. Die Essenz abseihen und je 20 Tropfen 1-mal täglich 20 bis 30 Minuten vor einer Mahlzeit einnehmen. Die Anwendung dauert 1 Monat. Anschließend eine Pause von 10 Tagen einlegen und erneut mit der Anwendung beginnen.

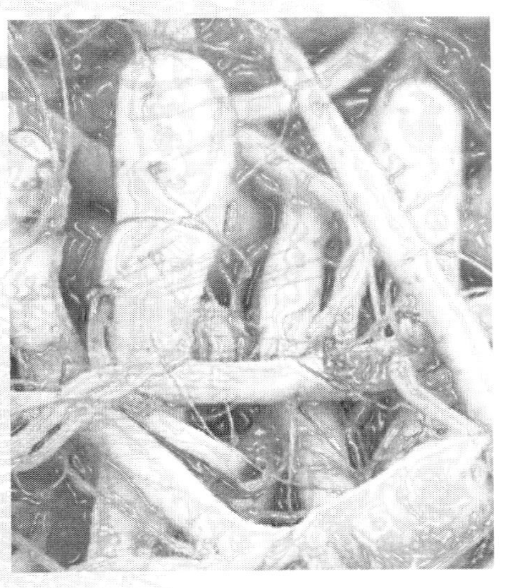

Diabetes

Ein erhöhter Blutzuckerspiegel und damit verbundene Stoffwechselstörungen können erblich bedingt sein oder durch unvernünftige Ernährung und psychische Belastungen hervorgerufen werden. Diabetes muss unter Anleitung eines Arztes behandelt werden.

Zur Unterstützung der Behandlung verwendet man eine Essenz aus frischer oder getrockneter Ginsengwurzel (Rezepte siehe Kasten). Im ersten Fall nimmt man je 25 bis 30 Tropfen 2-mal täglich 30 Minuten vor den Mahlzeiten ein. Die Dauer der Anwendung beträgt 6 Wochen, in der Regel setzt man die Einnahme nach einer 30-tägigen Pause fort.

Die Essenz aus der frischen Ginsengwurzel nimmt man 3-mal täglich mit jeweils 20 Tropfen 30 Minuten vor den Mahlzeiten über den Zeitraum von 1 Monat ein. Dann eine 10-tägige Pause einlegen und die Anwendung wiederholen. Falls dann noch eine weitere Anwendung notwendig sein sollte, muss man eine Pause von 30 Tagen einhalten.

Diabetes im 1. Stadium wird erfolgreich mit einer Mischung aus Molke und Ginseng behandelt.

Geben Sie 1 Teelöffel Pulver auf 200 Milliliter Molke. Dies trinken Sie 2-mal täglich 30 Minuten vor den Mahlzeiten. Die Dauer der Anwendung beträgt 14 Tage. Dann eine 10-tägige Pause einlegen und die Anwendung wiederholen.

Sexuelle Schwäche. Impotenz. Ein Geheimrezept aus Sibirien

Die indigenen Völker Sibiriens verfügten über tiefe Kenntnisse von Heilpflanzen. Dieses Wissen ging zum Glück nicht verloren. Ein traditionelles sibirisches Mittel zur Behandlung von Impotenz ist Ginseng. Es gibt zwei Rezepte zur Zubereitung einer Essenz, wobei getrocknete oder frische Ginsengwurzel verwendet wird.

Rezept 1. Getrocknete und zerkleinerte Ginsengwurzel mit Weingeist (70 Prozent Alkoholgehalt) ansetzen, dabei nimmt man 20 Gramm Wurzel auf 300 Milliliter Alkohol. Das ganze muss 3 Wochen ziehen, das Gefäß von Zeit zu Zeit rütteln, dann abseihen. 14 Tage lang je 25 Tropfen 3-mal täglich 30 Minuten vor den Mahlzeiten einnehmen. Dann eine 10-tägige Pause einlegen und die Anwendung wiederholen.

Rezept 2. 1 Teil in Scheiben geschnittene frische Ginsengwurzel mit 5 Teilen Wodka aufgießen, 4 Wochen ziehen lassen, dabei von Zeit zu Zeit das Gefäß schütteln, dann abseihen. Je 15 Tropfen 2-mal täglich 20 Minuten vor den Mahlzeiten einnehmen. Die Dauer der Anwendung beträgt 2 Monate.

Muskelschmerzen und Muskelkrämpfe

Muskelschmerzen und Krämpfe entstehen bei starker körperlicher Belastung, Müdigkeit und Erschöpfung. Die Symptome können eine Folge verschiedener Erkrankungen sein.

Zum einen kann eine Unterversorgung mit mineralischen Spurenelementen zu einer extremen Muskelmüdigkeit führen. Manchmal werden Krämpfe durch Hyperventilierung in der Lunge, Unterzuckerung, Vergiftung durch Nahrungsmittel, Unter- oder Überfunktion der Schilddrüse, Diabetes und andere Krankheiten hervorgerufen.

Zur Vorbeugung von Muskelschmerzen hilft die einmalige Einnahme von Ginsengessenz (Rezept siehe Kasten). Bei einer bevorstehenden körperlichen Belastung nimmt man 20 Tropfen des Medikaments ein. Wenn die Muskeln dauerhaft schmerzen, empfiehlt sich eine 30-tägige Anwendung von Ginsengextrakt mit Moosbeerensaft, trinken Sie das 30 Minuten vor dem Frühstück.

Bei der Vorbeugung von Muskelkrämpfen hilft die Anwendung von Ginsengtee (Rezept siehe Kasten), den man 2-mal täglich 30 Minuten vor den Mahlzeiten 30 Tage lang trinkt.

Husten und Schnupfen

Husten und Schnupfen sind Symptome verschiedener entzündlicher Erkrankungen der Atemwege. In der Naturheilkunde existieren zahllose Mittel zur Behandlung von Husten und Schnupfen und zur Stärkung des Immunsystems. In letzter Zeit werden Ginsengpräparate bevorzugt, zum Beispiel eine Mixtur aus Ginseng und Schwarzem Rettich.

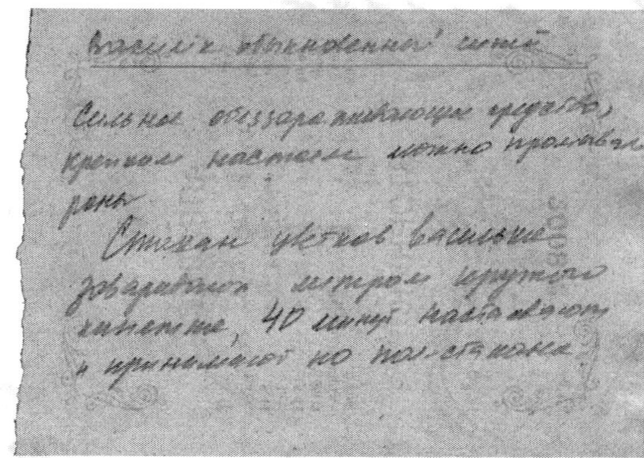

Für die Zubereitung der Mixtur nehmen Sie einen großen Schwarzen Rettich, schneiden ihn oben ab, so dass Sie einen Deckel haben, höhlen den

Rettich an der Schnittstelle etwas aus. Dann dämpft Sie den Rettich etwa 1 Stunde lang. Die geschnittene Ginsengwurzel dämpfen Sie 20 Minuten und legen sie in die Aushöhlung. Dann geben Sie noch 1 Teelöffel Honig und 1 Teelöffel Wodka hinzu, decken den abgeschnittenen Teil des Rettichs darauf und lassen alles 24 Stunden lang ziehen. Von der Masse nehmen Sie je 1 Teelöffel 3-mal täglich 20 bis 30 Minuten vor den Mahlzeiten mindestens 3, maximal 7 Tage ein.

Neurasthenie

Neurasthenie ist eine Erkrankung des Nervensystems, die in Folge langfristiger körperlicher oder seelischer Überanstrengung eintritt, etwa bei Störung des Schlafrhythmus, bei Erschöpfung und seelischen Erschütterungen. Die Symptome sind Reizbarkeit, Schlaflosigkeit, nervöse Erregbarkeit, schnelle Erschöpfung und allgemeine körperliche Schwäche.

Bei ständiger Überanstrengung und Erschöpfung wird zur Vorbeugung von Neurasthenie eine Kur mit alkoholischer Ginsengessenz (Rezept siehe Kasten) empfohlen. Einen Monat lang je 15 bis 20 Tropfen 2-mal täglich 20 bis 30 Minuten vor den Mahlzeiten einnehmen. Die Behandlung von Neurasthenie erfolgt mit Ginsengextrakt (Rezept siehe Kasten). Davon je 1/3 Teelöffel 2-mal täglich 30 Minuten vor den Mahlzeiten einnehmen. Die Dauer der Anwendung sollte ein Arzt festlegen. Nach der Behandlung wird empfohlen, über einen Zeitraum von 10 bis 14 Tagen Ginsengtee (Rezept siehe Kasten) zu trinken und zwar je 1 Tasse 2-mal täglich 20 Minuten vor den Mahlzeiten.

Haarausfall

Haarausfall kann erblich bedingt sein. Doch auch Krankheiten, unvernünftige Ernährung und eine falsche Pflege der Kopfhaut können zu Haarausfall führen.

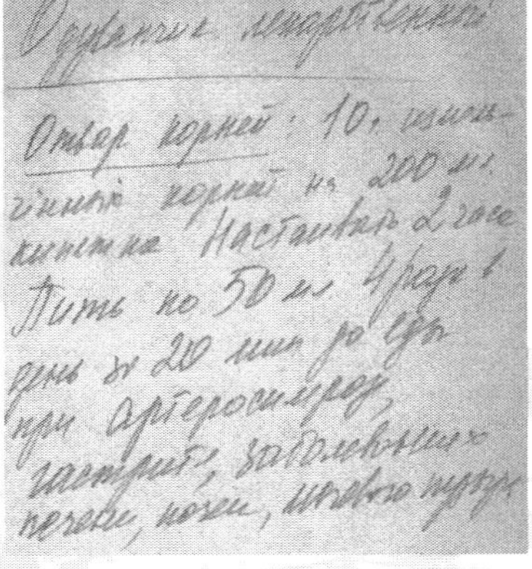

In der Naturheilkunde verwendet man bei Haarausfall Ginseng und Preiselbeersaft. Die Mixtur wird täglich 20 bis 30 Minuten vor dem Frühstück eingenommen, und zwar 1 ½ Esslöffel über einen Zeitraum von 1 Monat. Nach 14 Tagen Pause die Behandlung fortsetzen. Nach einigen Monaten sollen die Haare wieder zu wachsen beginnen.

Schwächung des Sehvermögens

Wenn das Sehvermögen nachlässt, kann das eine Folge ständiger Überanstrengung der Augen sein, oder aber eine Augenverletzung. Auch starke nervliche Anspannung kann zu einem zeitweiligen Verlust des Sehvermögens führen. In der Naturheilkunde werden verschiedene Ginsengpräparate benutzt, um das Sehvermögen zu stärken.

Am häufigsten verwendet man eine alkoholische Essenz (Rezept siehe Kasten), man nimmt 15 bis 25 Tropfen 2- bis 3-mal täglich 30 Minuten vor den Mahlzeiten ein. Die Dauer der Anwendung beträgt 1 Monat und kann nach einer Pause von 1 Monat wiederholt werden.

Auch ein Ginsengextrakt (Rezept siehe Kasten) kann verwendet werden, um die Sehkraft zu stärken. Man nimmt im Lauf von 2 bis 3 Monaten je einen ½ Teelöffel 1-mal am Tag 30 Minuten vor einer Mahlzeit ein.

Schwäche des Immunsystems

Ein geschwächtes Immunsystem ist Folge vorausgegangener Erkrankungen und der Einnahme starker Medikamente. Auch bei gesunden Menschen kann es von Zeit zu Zeit zu einer Schwächung des Immunsystems kommen, wenn dem Körper Vitamine oder Spurenelemente fehlen.

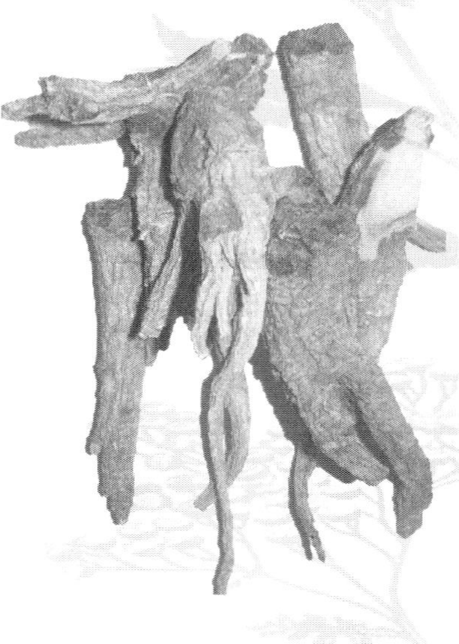

Um ein gesundes Immunsystem zu bewahren, hilft die regelmäßige Anwendung von Ginsengpulver mit Preiselbeersaft.

Die Mixtur (1 Esslöffel Pulver auf 1 Glas Saft) ist reich an Vitaminen, Spurenelementen und Antioxidantien, die die Widerstandsfähigkeit des Körpers stärken und die Anfälligkeit für bakterielle Erkrankungen und Viruserkrankungen senken.

Wohltuend und stärkend wirkt auf ein geschwächtes Immunsystem ein Ginsenghonig.

Man gibt 2 Gramm Ginsengpulver auf 100 Gramm Honig und erwärmt den Honig, gut umrühren. 1 Teelöffel nimmt man 3-mal täglich 20 bis 30 Minuten vor den Mahlzeiten ein. Die Anwendung sollte 2 Monate dauern.

Magen-Darmverstimmung

Magen-Darm-Verstimmungen können die Folge verdorbenen Essens sein, aber auch von Störungen im Alltagsrhythmus, Stress und verschiedenen Krankheiten des Magen-Darmtrakts. Symptome sind Übelkeit, Erbrechen, Sodbrennen, unzulängliche Verdauung, Durchfall.

Ginsengcreme

Zur Herstellung einer Ginsengcreme wird ein Tee aus 2 Teelöffeln der getrockneten Ginsengwurzel mit 100 Millilitern Wasser aufgegossen, 10 Minuten ziehen lassen. Außerdem werden 50 Gramm Eucerin anhydricum aus der Apotheke, 2 Teelöffel Mandelöl, 2 Teelöffel Jojobaöl, 1 Milliliter Vitamin E (etwa 2 Kapseln) und einige Tropfen ätherisches Bergamotteöl benötigt.

In einer kleinen Schüssel werden das Eucerin, Jojoba- und Mandelöl sowie das Vitamin E verrührt. Unter Rühren dann 50 Milliliter Ginsengtee sowie 7 Tropfen des Bergamotteöls zugeben, bis eine Salbe entstanden ist. Anschließend wird die fertige Salbe in kleine Dosen abgefüllt und an einem kühlen, dunklen Platz aufbewahrt. Im ungeöffneten Zustand ist die Creme mindestens 6 Monate haltbar, nach dem Anbruch sollte die Creme zügig verbraucht werden, da sie keine Konservierungsstoffe enthält.

Eine Mixtur von Ginseng mit Preiselbeersaft (Rezept siehe oben) stärkt den Verdauungstrakt, hilft dem Organismus bei der Verdauung von Eiweiß, Kohlehydraten und Fetten. Bei häufigen Magen-Darmverstimmungen nimmt man je 1 Teelöffel von der Ginseng-Preiselbeersaft-Mischung 1- bis 2mal täglich 30 Minuten vor den Mahlzeiten. Die Dauer der Anwendung hängt von der Schwere der Erkrankung ab, doch sollte 7 bis 10 Tage nicht überschreiten.

Stress

Stresszustände entstehen nach großer Aufregung, Anspannung, Angst und anderen negativen Emotionen. Es ist wissenschaftlich erwiesen, dass Ginsengpräparate dem Körper helfen, mit belastenden Lebenssituationen klarzukommen, und ihn vor Stressauswirkungen schützen. Wer unter starkem Stress steht, sollte auf jeden Fall eine Kur mit Ginsengessenz (Rezept siehe Kasten) anwenden. Man nimmt jeweils 20 Tropfen 2-mal täglich 20 bis 30 Minuten vor den Mahlzeiten ein. Die Anwendung dauert 1 Monat. Falls notwendig, die Kur nach 30 Tagen wiederholen.

Akne

Die Bildung von Akne kann mehrere Gründe haben. Hauptsächlich spielen altersbedingte hormonelle Veränderungen eine Rolle, doch auch Magen-Darmerkrankungen und Erkältungen können die eitrigen Pusteln auf der Gesichtshaut hervorrufen. Doch unabhängig von den Gründen, die die unangenehmen Hautveränderungen hervorrufen, können Ginsengpräparate zur Heilung von Akne angewendet werden. Zur Behandlung von Akne wird in der Volksmedizin eine Ginsengpaste verwendet, die einmal täglich auf die betroffenen Hautpartien aufgetragen wird. Die Haut muss vorher mit einer milden Seife gereinigt werden. Außer der Ginsengpaste empfehlen sich die im Handel erhältlichen kosmetischen Mittel, die Ginseng enthalten.

Erschöpfung und Müdigkeit

Der physiologische Zustand des Körpers in Folge übermäßiger physischer oder geistiger Anspannung einhergehend mit einem zeitweiligen Sinken der Arbeitsfähigkeit heißt Erschöpfung. Häufig wird dieser Begriff mit Müdigkeit verwechselt, die, im Gegensatz zur Erschöpfung, kein physiologischer Zustand des Körpers ist, sondern eine subjektive Empfindung, das heißt, das Gefühl, das die Erschöpfung reflektiert.

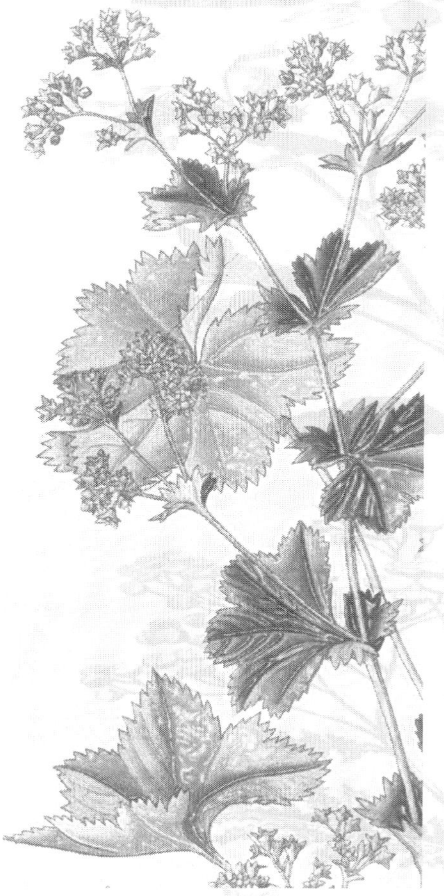

Es ist zweifelsfrei nachgewiesen, dass der natürliche Zucker im Preiselbeersaft in Kombination mit den Stoffen der Ginsengwurzel die Lebensfreude des Menschen wesentlich erhöht. Die regelmäßige Einnahme dieser Mixtur hilft allen, die an allgemeiner Erschöpfung leiden.

Bei Erschöpfung und Müdigkeit nimmt man Ginsengpulver mit Preiselbeersaft ein, je 1 Teelöffel auf 150 Milliliter Saft 2-mal täglich 20 bis 30 Minuten vor den Mahlzeiten, dabei über einen Zeitraum von 1 Monat. Bei chronischer Erschöpfung verdoppelt man die Dosis.

In den letzten zehn Jahren wurde in der Naturheilkunde zur Behandlung des chronischen Erschöpfungssyndroms eine Essenz aus frischen Ginsengblättern angewendet.

Zur Zubereitung gießt man 1,5 Teile Blätter mit 10 Teilen Weingeist (60 Prozent Alkoholgehalt) auf und lässt den Aufguss 14 Tage lang ziehen. Dann abseihen. Je 20 Tropfen der Essenz 2-mal täglich 30 Minuten vor den Mahlzeiten einnehmen. Die Dauer der Anwendung beträgt 2 Monate.

Bei starker Müdigkeit nimmt man einmalig zu Pulver gemahlene Ginsengwurzel ein. Das Pulver (0,25 Gramm) löst man in einer kleinen Menge Wasser auf und trinkt es am Morgen 20 Minuten vor dem Frühstück.

In der sibirischen Volksmedizin wird zur Vorbeugung von Erschöpfung Ginsenghonig verwendet.

Für seine Zubereitung mischt man 2 Gramm Pulver aus der Ginsengwurzel mit 100 Gramm Honig, den man im Wasserbad erhitzt. Mit einem silbernen Löffel umrühren! Den Honig 3 bis 5 Tage ziehen lassen, dann je einen ½ Teelöffel 2-mal täglich 20 bis 30 Minuten vor den Mahlzeiten einnehmen. Dauer der Anwendung 1 Monat. 10 Tage pausieren, dann die Anwendung wiederholen.

Meine Mutter und ihre Regeln für ein langes Leben

Meine Mutter ist 93 Jahre alt. Die Regeln, die sie für ein gesundes und langes Leben aufgestellt hat, haben sich an ihrem eigenen Beispiel bewährt. Sie hält sich an diese Regeln und nennt sie die „unsichtbare Architektur meines Alltagslebens". Meine Mutter hat ihr hervorragendes Gedächtnis, ihren Scharfsinn, ihre Hilfsbereitschaft und ihre Wissbegier auch im fortgeschrittenen Alter bewahrt. Wenn sie krank war, behandelte sie sich meist mit Phytotherapie (Pflanzenheilkunde), und sie ist bis heute fest von der Heilwirkung von Kräutern und Pflanzen überzeugt. Obwohl sie von Beruf Pharmazeutin war und ihr ganzes Leben lang in einer Apotheke gearbeitet hat, glaubte sie mehr an die Kraft der Kräuter als an die von Tabletten. Vielleicht ist das der Grund für ihre Vitalität und Rüstigkeit auch in ihrem hohen Alter.

Mein Vater Wassili Kuschtewski starb im Juni 2016 im Alter von 97 Jahren. Meine Eltern lebten 70 Jahre lang zusammen. Er hatte sich immer davor gefürchtet, seine geliebte Marijka, wie er meine Mutter Maria nannte, zu überleben. Es gab niemanden auf der Welt, der ihm so zulächeln konnte, ihn so trösten und beruhigen konnte wie Mama. Und so geschah es auch, er ging vor ihr. Er war vor seinem Tod nicht ernsthaft krank und bis zum Schluss bei klarem Verstand. Er arbeitete sogar noch im Garten und bedauerte nur, dass Kinder und Kindeskinder heutzutage nicht mehr so an ihrem ukrainischen Dorf hängen, wie es in seiner Kindheit der Fall war. Für ihn gehörten Kindheit und Dorfleben zusammen, er bedauerte stets, dass die jungen Menschen ihr Nest auf dem Land nicht bewahren und ihre Elternhäuser verkaufen. Auch die Menschen in seiner Nachbarschaft sind andere geworden. Sie stellen an Geburtstagen keine Stühle und Tische mehr auf die Straße, um mit den Nachbarn zu feiern, sie singen nicht mehr zu den Klängen der Ziehharmonika und sie weißeln ihre Schuppen nicht mehr. Mein Vater hatte wie viele ältere Menschen in der Ukraine das Gefühl, dass früher alles besser war. Er war Arzt von Beruf, doch in seiner Seele war er ein Maler und Dichter. Er liebte die Musik und begeisterte sich für Aromatherapie. Gern hängte er Büschel von getrocknetem Basilikum über dem Bett auf, aber auch Minze oder Lavendel.

Wenn ich heute zu meiner Mutter in das kleine ukrainische Dorf fahre, das in der Steppe ein wenig verloren liegt, bringe ich sie manchmal in Verlegenheit. Wenn ich ihr helfe, den Tisch zu decken, stelle ich aus alter Gewohnheit immer einen Teller für den Vater mit auf den Tisch. Dann merke ich, dass Mama und meine Schwester Blicke wechseln, und zähle auf: „Mama, Papa, Schwester, ich ...", und dann kommt

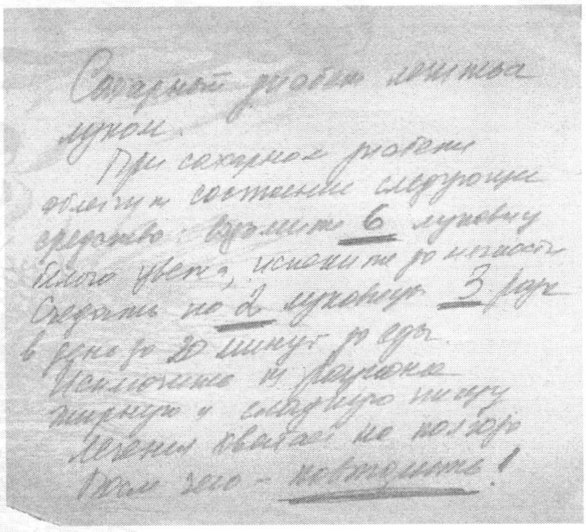

es wie ein Blitzschlag, dass der Vater nicht mehr bei uns ist, und ich spüre einen Kloß im Hals.

Mein Vater mochte es nicht, wenn man in seinem Beisein über seine Großherzigkeit sprach. Über seinen Anstand und seine Nächstenliebe. Er war ein leiser und unaufdringlicher Mensch. Meine Eltern liebten einander sehr und bewahrten füreinander ein stetiges Gefühl der Zärtlichkeit und Nähe. Ihr größter Wunsch war, uns Kinder zu anständigen und gewissenhaften Menschen heranwachsen zu sehen. Sie wünschten sich, dass wir eine gute Bildung bekamen und dass wir von ihnen alles Beste mitnahmen, darunter auch das „Gesundheitsvermächtnis" – ein Bündel alter Hefte, in die bereits meine Großmutter, die Kräuterheilerin, ihre Rezepte eingetragen hatte. Meine Mutter führte diese Hefte weiter, wie auch ich sie ergänzt habe.

Einmal setzte ich mich zu meiner Mutter und fragte sie, was das denn sei, die „unsichtbare Architektur des Alltagslebens"? Ihre Antwort schrieb ich auf – ihre „Formel für ein langes Leben", hier ist sie:

„**Erste Regel**: Arm ist nicht der, der wenig hat, sondern der, dem alles zu wenig ist."

Und dem ist wirklich so, heutzutage streiten sich Ehepartner häufig um Geld. Und nur, weil sie die erste Regel nicht verstanden haben.

„**Zweite Regel**: Man darf sich nicht selbst bemitleiden, hör auf damit und du wirst glücklich sein."

Ja, wenn ich ein Buch mit nützlichen Ratschlägen schreiben würde, zu dem mich alle drängen, würde ich gleich auf die erste Seite in Großbuchstaben schreiben: Hören Sie auf, sich selbst zu bemitleiden und zu beklagen! Und vor allem, fühlen Sie sich nicht immer beleidigt, denn das Gefühl der Kränkung ist selbstzerstörerisch, es wirft Sie aus dem seelischen Gleichgewicht.

„**Dritte Regel**: Übe Dich stets in der Kunst, Frieden zu schließen."

Was hindert uns eigentlich daran? Wir können die Schwächen anderer nicht ertragen, ihr Verhalten oder ihre Weltsicht. Aber man kann Geduld und Toleranz üben. Menschen können sich absprechen, Übereinkünfte treffen, so weit ich das verstehe, macht dies viel mehr Sinn, als Nerven und Gesundheit mit Konflikten zu vergeuden.

„Vierte Regel: Vermeide das Gefühl von Neid."
Neid ist ein sehr hartnäckiger Charakterfehler. Man sollte ein für alle mal aufhören, neidisch zu sein, Schluss damit!
„Fünfte Regel: Arbeite zum Wohle aller und tue Gutes, ohne Dankbarkeit zu erwarten."
Meine Mutter geht immer noch regelmäßig in die Steppe und sammelt Heilkräuter, sie trocknet sie, stellt ihre Tees und Kräutermischungen zusammen, hilft sich selbst und allen, die sie um Hilfe bitten. Ja, Hilfsbereitschaft ist ein Wert, der um seiner selbst willen besteht. Hilfsbereit zu sein, das nützt der eigenen Seele und der eigenen Gesundheit.

Цветочный сбор при сухом
кашле

Цветы мальвы (просвирника) 30 частей
цветки гречихи 30 частей
цветки медуницы 30 частей
цветки мать-и-мачехи 30 частей
цветки дикого мака 30 частей

50 г. полученной смеси залить литром
кипятка, парить, укутав всю ночь.
Выпить весь литр за день в тёплом виде
(подогревая). Обязателен последний
приём на ночь, перед сном.

„Sechste Regel: Lerne stetig etwas Neues oder tue etwas, das du vorher nie getan hast, probiere etwas aus."
Meine Mutter hat angefangen, Gedichte zu schreiben! Das ist ein gutes Beispiel. Es macht ihr so viel Freude und verschafft ihr Inspiration!
„Siebte Regel: Ich unterhalte mich mit Menschen, die klüger sind als ich. Doch immer unter der Voraussetzung, dass mein Gegenüber nicht zeigt, dass er klüger ist als ich. Er muss zuhören können."
Richtig, suchen Sie sich interessante Gesprächspartner, und wenn es die in Ihrem Umfeld nicht gibt, dann lesen Sie kluge Bücher.
„Achte Regel: Du musst lieben!"

Das Gefühl der Liebe bedeutet nicht, diejenigen, die man liebt, zu beherrschen oder von ihnen abhängig zu sein, sondern wirklich von ihnen gebraucht zu werden.

„**Neunte Regel**: Mein ganzes Leben lang bin ich dankbar für das Gefühl von Lebensfülle."

Ich fühle die Fülle des Lebens nicht in dem Sinn, dass ich zähle, was das Leben mir gibt, sondern darin, wie offen ich für das Leben bin und das Leben für mich. Wenn das Gefühl der Lebensfülle da ist, bin ich glücklich. Es ist natürlich unmöglich, 24 Stunden am Tag glücklich zu sein. Manchmal geht es mir durch den Kopf: „Heute musste ich den ganzen Tag lang schwer arbeiten, wie furchtbar!" Doch selbst dieses Schimpfen und Brummen ist ein Zeichen von Glück.

„**Zehnte Regel**: Räum dir das Recht ein, Fehler zu machen."

Der Vater sagte meiner Mutter bereits in jungen Jahren: „Marijka, ich gebe dir das Recht, Fehler zu machen. Gib du es mir auch. Dann werden wir einander niemals Vorwürfe machen!" Denn schließlich, was sind Fehler eigentlich? Man hat etwas falsch gemacht, mit oder ohne Absicht, doch lassen Sie die Situation einfach los, und erlauben Sie, dass sich eine Lösung ergibt. Seien Sie frei, hängen Sie sich nicht an Fehlern auf. Gehen Sie vorwärts und halten Sie sich nicht an den Fehlern fest, lassen Sie los, und lassen Sie auch die Last der negativen Gefühle los.

„**Elfte Regel**: Sei deinen Kindern emotional nah."

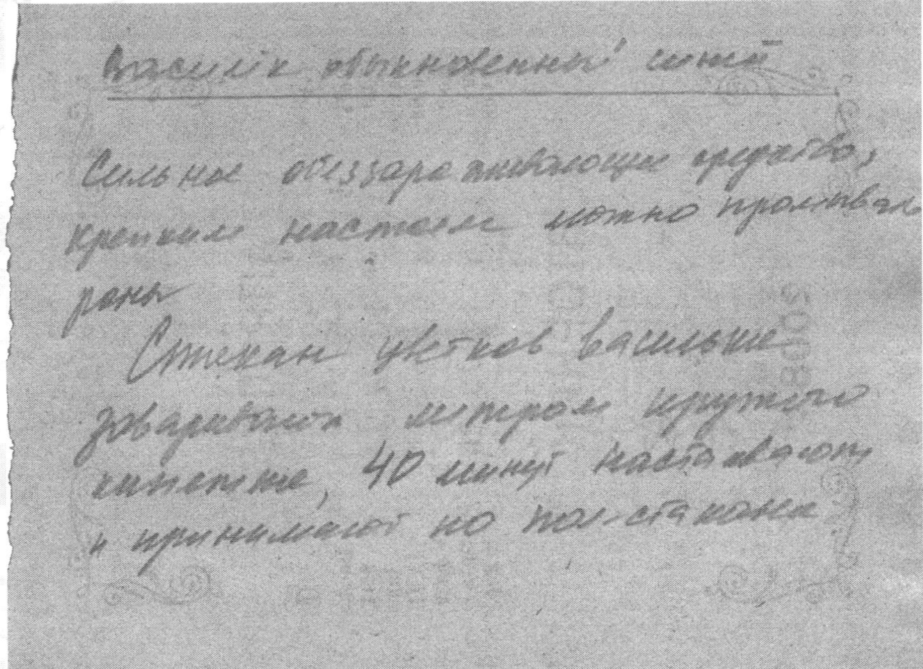

Василёк обыкновенный синий

Сильное обеззараживающее средство, крепким настоем можно промывать раны.

Стакан цветков василька заваривают литром крутого кипятка, 40 минут настаивают и принимают по пол-стакана

Sei deinen Kindern und Enkeln ein Vorbild und eine Stütze. Unsere Kinder erwarten von uns Mitgefühl, Anteilnahme und Trost. Sonst können sie sich nicht erfolgreich entwickeln.

„**Zwölfte Regel**: Höre immer auf deinen Körper! Übe dich darin, dich selbst zu erkennen."

In uns ist alles miteinander verbunden. Das Befinden wirkt sich auf die Stimmung aus und andersherum: Wenn wir seelische Erschütterungen erleben, beeinflusst das unsere körperliche Gesundheit. Wenn wir uns über kleine Dinge freuen können, ist das oft der erste Schritt auf dem Weg zum Glück ...

Oft scheint es eine Zeitverschwendung, wenn wir uns um uns und unsere Gesundheit kümmern. Kräuter sammeln und trocknen, einen Tee zubereiten, das sind Tätigkeiten, die langsam getan werden wollen. Mitunter hindert uns unsere Trägheit daran. Wie können wir lernen, nicht krank zu sein? Wir müssen in uns den Wunsch wecken, uns um unsere Gesundheit kümmern zu wollen. Liebevolle Fürsorge für uns selbst, für die Menschen in unserer Nähe und für die Natur, die uns umgibt, all dies ist von Bedeutung, ohne dies bleibt man nicht gesund, da hilft keine Behandlung von Symptomen.

Ich bin sehr dankbar, dass meine Mutter noch lebt, gesund und rüstig ist und gewiss mit zu den weisesten und freundlichsten Menschen der Welt zählt. Und zu den aufgeschlossensten: Ich komme in ihr altes, gemütliches Haus und kann mich mit ihr unterhalten, über den Lauf der Welt und über die ewigen Fragen des Frauenlebens, über das Schicksal des Landes, über Alltagsfragen und nicht zuletzt über all die Heilmittel, die die wundersame Natur gegen unsere Leiden und Krankheiten bereit hält.

Unsere Begegnungen lassen immer wieder das Gefühl aufkommen, dass wir eine große und freundschaftlich verbundene Familie sind. Mama erzählt, ich lausche und denke: Wie schön es ist, lange gesund zu leben. Was für ein Glück! Hier sind die Ratschläge deiner alten Mama, ihre Lebensregeln, ihr Kodex und ihr Rezept für ein langes glückliches Leben.

So endet dieses Buch mit einem Kapitel über meine Mutter und mit zaghafter Hoffnung denke ich, dass dieses Buch mit den Rezepten und Ratschlägen der Babuschka, meiner Mutter und denen, die ich gesammelt und ergänzt habe, nicht vergeblich ist. Wenn man ein gutes oder nützliches Buch liest, sollte man, wie meine Mama rät, „aus dem Text mehr herausholen, als er von sich aus gibt".

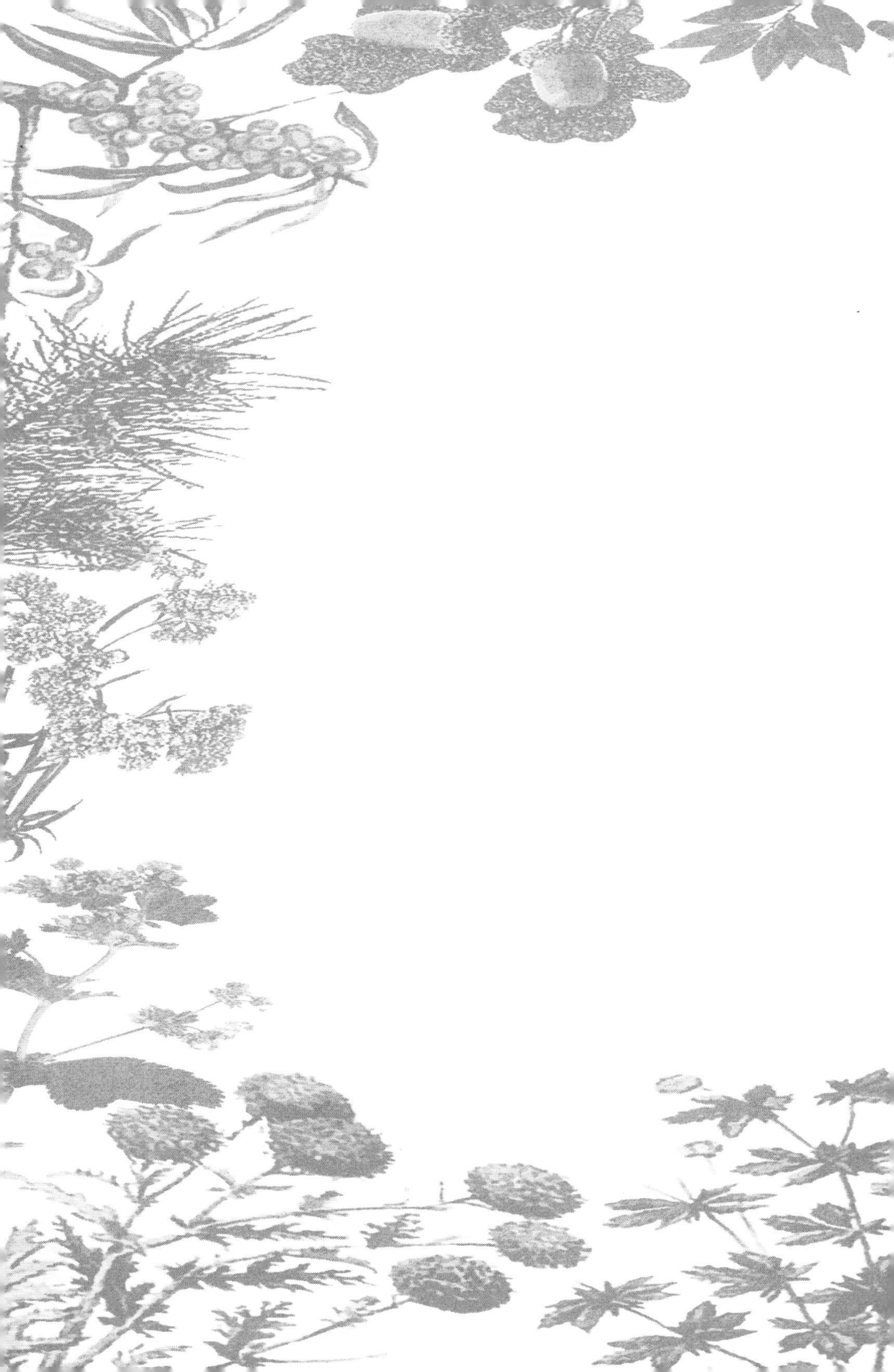

Glossar